社区卫生服务健康教育系列丛书

慢性病保健小手册

主　编　裘美珍

副主编　朱碧华　夏义英

主　审　谢海宝　冯镇湘

参编人员(按姓氏笔画为序)

朱碧华　杨朔眉　夏义英

裘美珍

浙江大学出版社

总序

　　杭州市下城区是我省开展社区卫生服务比较早,取得社会成就比较显著的社区之一。2004年获得了浙江省社区卫生服务示范区的光荣称号。取得成绩的原因,首先归结于下城区政府对于社区卫生服务的积极领导和务实工作。在创建"全国社区卫生服务示范区"的工作中,下城区政府及有关职能部门又认真对照创建工作的要求,不断加大创建力度,推出社区卫生服务新举措。其中以下城区区委书记为顾问,下城区卫生局和科技局组织编写的《社区卫生服务健康教育系列丛书》的出版,就是面向社区群众,普及社区卫生服务相关医学卫生知识,推进社区卫生服务健康教育的一大举措。

　　"丛书"共有十个分册,围绕社区卫生服务的六大功能,编写了约1500个健康问题,近百万字,既有反映国内疾病医疗和保健方面的新知识,也有基层疾病控制方面的成功经验,内容非常丰富。"丛书"为社区卫生服务人员和广大群众

MANXINGBING BAOJIAN XIAOSHOUCE

提供了查找医疗卫生保健知识的方便。"丛书"的编写得到地方政府的极大关注和相关职能部门的支持,由有关专家和社区卫生服务第一线的医护卫生人员共同完成编写是其一大特色。全套丛书完稿后又请省内专家作了最后审定。

"丛书"的出版对下城区创建"全国社区卫生服务示范区",提高社区卫生服务健康教育水平有着非常积极的意义。期待着下城区卫生系统的领导和广大医务卫生工作人员,在区政府的积极领导下,在创建和深化"全国社区卫生服务示范区"的工作中不断总结经验,取得新的、更大的成绩。

李志娟

2005 年 6 月 28 日

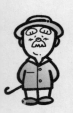

序

　　在深入开展保持共产党员先进性教育活动中,欣闻《社区卫生服务健康教育系列丛书》一套十册,经过编著者的辛勤劳动,今已正式出版,谨在此表示热烈的祝贺!

　　党的十六大明确了全面建设小康社会的奋斗目标和提高全民族的思想道德素质、科学文化素质和身体健康素质的要求。杭州市下城区在保持经济快速增长的同时,在建立适应新形势要求的卫生服务体系和医疗保健体系、提高城乡居民的医疗保健水平方面做了一些工作,并得到了中央和省、市领导的肯定与鼓励。2004年底获得了"浙江省社区卫生服务示范区"的光荣称号。在创建"全国社区卫生服务示范区"的工作中,我们也看到,社区群众的科学文化素质还有待提高,自我保健意识亟须加强,社区卫生服务"六位一体"的功能发挥还不够充分,社区的健康教育和健康促进工作还任重道远。积极深化和完善社区卫生服务是我们为民谋利、为民服务的实事之一。《社区卫生服务健康教育系列丛书》的出版非常及时,将有利于提高人民群众整体的健康水平,并为争创"全国社区卫生服务示范区"添砖加瓦。

2005 年 6 月 15 日

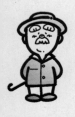

序

　　人的健康素质的提高与道德素质、文化素质的提高同样重要，维护健康既是经济发展的主要目的，也是促进经济发展的可靠保障。千百年来，人们一直在为促进健康、延年益寿而努力，同危害健康的各种因素作斗争。近年来，更有人提出了"奔小康，要健康"的口号。我们欣喜地看到，在党和政府的领导下，城市社区卫生服务在预防、保健、医疗、康复、计划生育技术指导和健康教育工作等六个方面都有了长足的进步，群众的健康素质正不断提高。

　　但是，我们也应清醒地看到，人们对健康和疾病的认识还存在一些误区或者盲区，部分居民群众当中还不同程度地存在一些不正确的认识和不健康的行为。这就需要我们加强宣传教育，进一步提高广大群众的健康意识和健康知识水平。健康教育正是达到这一目标的有效方法和手段。健康教育是"通过信息传播和行为干预，帮助群众掌握卫生保健知识，树立健康观念，自愿采纳有利于健康行为和生活方式的教育活动与过程。其目的是消除或减轻影响健康的因素,预防疾病,促进健康和提高生活质量"。健康教育任重而道远。为此,我们组织有关专家和服务于社区卫生第一线的医务人员、健康教育人员和卫生行政管理干部,选择了传染病预防、妇女保健、儿童保健、老年保健、慢性病保健、家庭护理、营养、心理、康复与健身和应急救护等十个专题,以问答形式编写了这套《社区卫生服务健康教育系列丛书》,供社区居民、社区工作者、辖区单位工作人员和外来务工人员了解医学保健知识之用,也可作为社区卫生服务人员健康教育的参考资料。

由于编者的学识水平不一,以及健康教育的经验不足,不当之处在所难免,离群众的需求也会有一定距离,欢迎读者和有关专家批评指正。

杭州市下城区科技局为本书的出版提供了经费资助,谨在此表示感谢。让我们在政府各有关部门和社会各界的重视与支持下,以人为本,为进一步营造社区健康环境、提高居民健康素质而共同努力。

傅家谦

2005 年 6 月

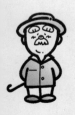

前言

在不断与传统的和新出现的传染病斗争的同时，我国已面临着越来越严重的慢性病的挑战。心脑血管疾病和恶性肿瘤为代表的慢性病引起的死亡（占总死亡）比率不断提高，糖尿病的空前高发，已成为严重威胁我国人民健康的重要公共卫生问题。最大限度减少慢性病的发生，做好这些慢性病的预防和保健工作是广大群众的迫切需求。从高血压病入手，带动心脑血管病、糖尿病等慢性病的防治网的建设将是社区卫生服务的重要内容。

已有充分的证据证明，提前慢性病的预防时机和将防治重心（措施）下移是控制慢性病的关键之一。实施慢性病防控的关键离不开社区医务人员和社区居民的积极参与。有鉴于此，本手册选择高血压、糖尿病和恶性肿瘤防治中所遇到的疾病基本知识、预防、保健、康复、治疗和健康教育等方面的 182 个问题，作了简要的介绍，希望作为社区居民、特别是慢性病患者及其家属的健康教育读物，同时供社区医务人员和社区工作者健康教育时参考。不当之处，欢迎读者和专家批评指正。

编 者
2005 年 6 月

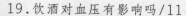

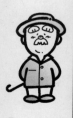

目
录

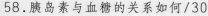

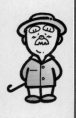

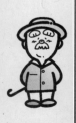

目
录

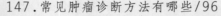

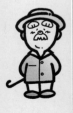

第一部分 高血压

1.什么是血压,什么是高血压(病)

血液在血管内流动时对血管壁所产生的侧压力就是血压,是由心脏收缩和周围血管阻力相互作用所形成的。血压升高超过一定范围,可以是不同疾病的一种症状,也可以是一种独立的疾病——高血压病(简称高血压)。这个超过的血压范围就是高血压的诊断标准。高血压的诊断标准:在未服降压药的情况下,收缩压≥140毫米汞柱或舒张压≥90毫米汞柱为高血压。高血压(病)的血压可分为3级,1级血压值为140~159及/或90~99毫米汞柱,2级血压值160~179及/或100~119毫米汞柱,3级血压值为大于180及/或120毫米汞柱。2级以上的血压要尽早排除继发性高血压,并及早开始降压治疗。

2.什么是收缩压、舒张压、脉压差

通常我们所指的血压是动脉压。心脏收缩时,大动脉内产生较大的压力,将此时的压力称作为收缩压;心脏舒张时,动脉借助于大动脉的弹性回缩产生压力,这时的压力称之为舒张压。收缩压与舒张压两者之差叫做脉压差。正常成人脉压差为 30~40 毫米汞柱,脉压差增大或减小都属于病理状态。老年高血压多表现为脉压差增大。

3.如何早期发现高血压

(1)有了症状要及时测血压。高血压病人的常见症状是头痛、头晕、头胀,记忆力减退,甚至胸闷、心悸。

(2)有高血压家族史者要经常测血压。

(3)没有症状的人也要定期测量血压,35 岁以上的成年人 1 年至少测量血压 2 次。

如静息状态下两次测出的血压大于或等于 140 及/或 90 毫米汞柱,应该到医院确认自己是否患了高血压。当血压在 130~139 及/或 85~89 毫米汞柱时,要引起注意,增加测压次数,并检查自己日常的生活方式是否有利于血压的控制。

4.什么是原发性高血压和继发性高血压

动脉压随年龄增长而升高,同时心血管病死亡率和危险性也随着血压水平的升高而逐渐增加。绝大多数血压升高的病人为原发性高血压,又称高血压病,其病因尚未完全明确,在约 5% 的病人中,血压升高是某些疾病的

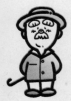

一种表现,如肾脏病(如急慢性肾炎、慢性肾盂肾炎、多囊肾、肾动脉粥样硬化等)、内分泌疾病(如皮质醇增多症等)引起的血压升高称为继发性高血压。继发性高血压的治疗主要针对原发病,与原发性高血压的治疗不相同。

5.人体四肢血压都是一样的吗

人体测定血压一般均以右上肢为主。正常人右上肢肱动脉来源于主动脉的第一大分支(无名动脉),左上肢肱动脉来源于主动脉弓里的第三大分支（左锁骨下动脉）,因解剖部位及血流动力学的关系,正常右上肢血压比左上肢高 5~10 毫米汞柱。正常下肢血压比上肢血压高 20~40 毫米汞柱,产生这个差别的原因在于血压计袖带的宽度。直接法测压时,上下肢血压并无差别。

6.什么是"白大衣性高血压"

白大衣性高血压,也称诊所高血压,是在医疗环境下,由医护人员测定病人血压引起短暂的升压反应,以致血压超过正常的现象。白大衣性高血压人约占 1 级（轻度）高血压病人的 1/5,女性、年轻人、体型消瘦者尤为多见。

一般认为白大衣性高血压时,收缩压可比正常高 20 毫米汞柱左右,舒张压比正常高 10 毫米汞柱左右。白大衣性高血压可见于血压正常的人,也可见于高血压病人;可见于初次测血压者,也可以见于高血压病人随访中。

引起白大衣性高血压的原因可能与病人见到医护人员时,因紧张而产生应激反应有关,单纯白大衣性高血压不需要药物治疗,但是要加强监测。自测血压可以防止白大衣性高血压,24 小时动态血压监测有利于白大衣性高血压的诊断。

7.常用血压计有几种,各有何优缺点

常用血压计有水银柱式血压计、电子血压计和气压表式血压计三种。

水银柱血压计测量的准确性和稳定性较高。但由于使用时需要配合听诊器来监听声音测量血压,所以对使用者的技术要求较高。如果技术不到位,操作不当,很容易使测得的血压产生误差。目前,水银柱血压计主要由医院使用。

电子血压计外观轻巧,携带方便,操作简便,显示清晰,心率、血压测量一次完成,一般不需要太多的保养,只要注意平时不摔打、不沾水就可以了,比较适合一般家庭。目前市售的电子血压计,如按测量部位来划分,可分为手腕式与手臂式、指式;如按测量方式来划分,可分为自动式与半自动式。

腕式、指式电子血压计易受气候、动脉硬化等因素影

响,一般不建议使用。

气压式血压计(又称无液测血压计)形如钟表,是用表头的机械动作来表示血压读数的。这种血压计的其余部分与水银柱式血压计基本相同,但其准确度不如水银柱血压计高。

8.如何正确测量血压

临床上常用水银柱式测压计测量右上臂的血压为参考值。测量时应取坐姿,先保持5~10分钟的安静状态后再进行测量,每次测量前应先按下快速放气阀,放出袖带内残留的气体。正确步骤如下:

(1)被测者取坐位或卧位,手臂裸露伸直搁在桌子上或床边,手臂处于与心脏同一水平上。

(2)将袖带缚绕在被测者上臂,袖带下缘距肘弯上2.5厘米。

(3)将听诊器放在肘窝动脉搏动处。

(4)快速稳定地充气;待触知桡动脉搏动消失后再加压30毫米汞柱,然后停止充气。

(5)放松气阀,缓慢放气,使压力逐渐下降。当听到第一声搏动音时,即为收缩压。

(6)继续缓慢放气,待搏动音消失这一刻即为舒张压。

(7)每次测压至少连续测量2次,相差不超过5毫米汞柱取平均值作为测得的血压值。初次测压者,须测量左右上臂的血压,以后固定测量较高的一测。

　　(8)需连续测量时,应松开袖带使手臂休息3分钟左右再进行测量。

9.自我测量血压应注意些什么

　　自测血压须注意:①推荐使用汞柱血压计或上臂式全自动和半自动电子血压计,不推荐使用腕式和指套式电子血压计。②学会听诊柯氏第一音和第Ⅴ音(消失音),柯氏第一音不消失,以变音的读数为舒张压。③测压前至少安静休息5分钟,30分钟内不饮茶、抽烟,同时排空膀胱。④测血压时取2次读数的平均数值,并作好时间、地点、血压值等记录。⑤固定测量时间,利于前后比较。

10.老年人高血压有什么特点

　　(1)血压波动明显。老年人高血压的收缩压、舒张压波动范围较年轻病人大。老年人动脉壁上发生粥样硬化与纤维硬化使动脉管壁出现局限性狭窄和动脉弹性减退,管壁保护性降低等改变致使老年人收缩压明显升高。故血压波动性也大。老年人压力感受调节血压的敏感性减退,也增加了血压的波动性。这一特点提示密切血压随访的必要性。

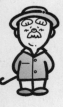

　　(2)单纯收缩压升高的比例高,脉压差大的多,老年

人高血压病人容易出现左心室肥厚,舒张功能减退,收缩功能增强。

(3)易发生体位性低血压。

(4)假性高血压出现的机会多。由于老年人动脉硬化,测压时,血管不易被压,致使收缩压读数增高称"假性高血压"。可将袖带充气超过收缩压20毫米汞柱以上,此时尚能摸及桡动脉搏动,提示为"假性高血压",确诊需要作动脉内直接测压。对于老年人"假性高血压"者不要过度使用降压药。

(5)应选择长效制剂,对可耐受的老年高血压尽可能逐步降至140/90毫米汞柱,但舒张压不宜低于60毫米汞柱。

(6)清淡饮食更有助于增强老年人服用降压药的效果。

11.什么是动态血压,什么是24小时动态血压监测

动态血压是指病人在日常生活状态下以及不同体位时,24小时内病人血压的变化。对病人每间隔15~30分钟测定血压一次,一般监测24小时,称为24小时动态血压监测。

24小时动态血压监测可以提供人体24小时白昼及夜间血压的平均值、最高值和最低值(人为规定晚上10:00~早上6:00为夜间血压,早上8:00~晚上8:00为白昼血压。早上6:00~8:00,晚上8:00~10:00为昼

夜交替过渡时间)。从而客观地反映人体实际血压的水平、变异情况、血压变化趋势及血压昼夜节律。动态血压的推荐正常值为135/85毫米汞柱。

12.高血压都有症状吗,都有哪些症状

高血压的症状因病情、因人而有不同。有的病人有症状,有的病人无症状。症状有头晕、头痛、头胀、记忆力减退,甚至胸闷、心悸等。

13.社区高血压随访管理为什么要做好临床评估

这是高血压社区管理的需要。因为并不是所有高血压病人发生相关疾病和死亡危险都相同,临床评估可及时发现继发性高血压和高血压病人潜在危险的大小,提高管理水平和治疗效果。

14.临床评估包括哪些内容

(1)一般情况,包括发现高血压的时间、既往血压水平、是否接受过降压药治疗、疗效和不良反应。

(2)家族心血管病史、糖尿病史及心、脑、肾等基础情况和个人生活方式不良历史,包括超重或肥胖、心理有无压抑或紧张情况。

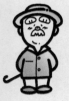

（3）常规体检、实验室检查和心血管特种检查。

15.高血压病人需要做哪些实验室检查

（1）心电图、超声心动图及 X 线胸片：确定高血压病人心脏功能状况，并判断是否有心脏肥大，是否存在心肌损伤或合并冠心病等。

（2）眼底检查：了解小动脉病损情况。

（3）尿常规检查：了解肾脏情况。

（4）血液生化检查：包括尿素氮、肌酐、电解质、血脂、血糖、血尿酸、血黏度等。

（5）其他检查：肾脏及肾上腺 B 超检查；心脏彩色多普勒及血管多普勒。

16.高血压病人为什么要定期检查眼底

眼底是医生能直接观察到小动脉的部位。如视网膜小动脉普遍或局部狭窄表示小动脉中度受损；视网膜出血或渗血，或发生视乳头水肿，表示血管损伤程度严重。多数情况下眼底检查对临床诊断、治疗及估计预后都有帮助。眼底检查还可以促进基层医生和患者沟通，使患者积极主动地控制心脑血管病的危险因素。

17.高血压发病的危险因素是什么

原发性高血压是遗传因素与环境因素长期相互作用的结果,其中包括不可改变的因素(遗传、年龄、性别)和可改变的因素(体重超重、膳食高盐、长期中度以上饮酒、长期精神紧张和缺乏体力活动)。其中不良生活方式起着至关重要的作用。

18.什么是体重指数,超重与肥胖的标准是什么

体重指数是衡量体重正常、超重及肥胖的较好指标。
体重指数(BMI)=体重(公斤)/身高(米)^2
衡量体重正常、超重及肥胖的标准是:
正常中年男性 BMI21.0~24.5
正常中年女性 BMI21.0~25.0
超重 BMI >25.0 肥胖 BMI >28.0
减重目标:BMI<24;腰围:男性小于85厘米(相当于2尺6寸),女性小于80厘米(相当于2尺4寸)。
1~12岁儿童的标准体重可用以下公式:
儿童标准体重(公斤)=实足年龄×2+8,上下浮动10%均为正常。

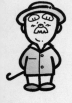

19.饮酒对血压有影响吗

中度以上的饮酒是高血压发病的危险因素之一,已为国内外许多流行病学研究所证实。国外大规模的流行病学研究表明,每天饮酒量大于 3 个标准杯者(相当于酒精 36 克)比不饮酒者,其收缩压和舒张压分别高 3.5 毫米汞柱和 2.1 毫米汞柱。我国流行病学研究证实,平均每天饮酒大于 50 毫升 (含酒精 24 克,即 2 个标准杯)者,比不饮酒者,其收缩压和舒张压分别高 3~4 毫米汞柱和 1~2 毫米汞柱。而且高血压上升的幅度随饮酒量的增加而上升。可见,饮酒确实是血压升高及引起高血压病的危险因素之一。同时,干预性试验证明,饮酒可以降低药物的药效。每天饮酒量大于 6 个标准杯时,即能使降压药物的效果明显减低,因此,减少酒量可以巩固降压药物的治疗效果。

20.为什么糖尿病病人易患高血压

糖尿病病人易患高血压的确切原因尚未完全搞清楚,可能与下列因素有关。

(1)糖尿病、高血压均是代谢综合征的组成部分。代谢综合征顾名思义就是指一组由于代谢紊乱引起的疾病,如高体重、高血糖、高血脂、高血黏稠度、高血压、高尿酸血症和高胰岛素血症等。因此,一方面说明糖尿病与高血压有共同的发病基础,另一方面引起代谢综合征的其他原因同时也可以引起或加重糖尿病及高血压。例如,高体重(肥胖)既是糖尿病发病及加重的危险因素,也是高血压发病的危险因素。

(2)糖尿病病人往往有钠盐潴留,这亦可使血压升高。

(3)糖尿病病人往往伴有植物神经功能失衡,容易引起血压升高。

(4)糖尿病病人可以引起主动脉硬化,从而引起高血压。

21.高血压会遗传吗

高血压有明显的家族发病倾向, 这说明高血压是遗传因素与环境因素共同作用的结果。

高血压的家族史研究、双生子研究及动物试验均提示遗传是高血压发病的重要危险因素。有资料表明,双亲均是高血压者,其子女得高血压的概率为 45%;双亲有一方为高血压的,概率是 28%;双亲均正常血压的,概率为 3%。遗传度是表明遗传因素在发病中所起作用大小的一项指标,高血压的遗传度在 70%左右。这表明,高血压是高度遗传倾向的疾病,环境因素作用相对较小。因此,有阳性家族史者积极降低其他危险因素,这对防治高血压及其心血管并发症有重要意义。

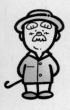

22.年龄与高血压有关系吗

高血压患病率随年龄增高而增加，据我国不完全统计,65岁以上老年人约35%患有高血压。

50岁以后的女性高血压患病率明显增加。血压随年龄增长而升高。老年人出现以收缩压升高为主的高血压，至70~80岁达到高峰,舒张压则在50~60岁以后下降,尤其多见于过去舒张压水平较高者。因此老年人高血压,一是收缩压升高明显,二是脉压差明显增大。所以,心脑血管病要从儿童时期抓起,对有遗传倾向的儿童,若不注意培养科学卫生的生活方式,很可能就是明天的高血压病人;同时,对老年人也要控制好血压,以防随年龄增长而出现高血压的并发症。

23.吸烟对血压有影响吗

有影响。烟草中的尼古丁可以引起血管收缩,使血压升高。有人试验,吸2支烟10分钟后,收缩压和舒张压都升高。

吸烟是心血管病的四大危险因素之一，它可以使高血压的并发病,如冠心病、脑血管病的发病率分别增加2倍和1倍;吸烟还能降低、抵消抗高血压药物治疗的效果。

24.性格与高血压有关系吗

有关系。A型性格外向,易冲动,B型性格内向,不易冲动。情绪上的紧张状态,是A型性格的典型表现。A型性格的人,在遇到应激情况(激动、生气、争论)时,血和尿中的儿茶酚胺增高较B型性格的人明显;而在平静作息时,两种性格的人血、尿中的儿茶酚胺数值差别不大。儿茶酚胺是使交感神经兴奋的肾上腺素的代谢产物,儿茶酚胺增高说明去甲肾上腺素增加,交感神经兴奋,血管收缩。所以,A型性格的人不仅易患冠心病,而且易得高血压。

25.口服避孕药可引起高血压吗

一般来讲,使用口服避孕药的妇女5%左右出现血压升高。口服避孕药引起的高血压多在服药后2~5年内出现,短的会在服药后数月出现。下面这些妇女服用避孕药容易引发血压升高,应慎用:有高血压家族史;有怀孕高血压史;过于肥胖或有糖尿病或肾脏病史;年龄偏大。

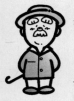

26.高血压主要危害哪些脏器

高血压引起的血流动力学改变,会危及脑血管(如脑血管动脉粥样硬化),引起出血症或缺血性脑卒中。高血压危及心脏血管,可造成左室肥厚、心力衰竭和冠心病。甚至危及大血管,引发主动脉夹层动脉瘤等严重病变。

高血压可累及肾脏,引起肾小动脉病变,随着病情进展,可致肾功能不全,高血压合并糖尿病对肾功能影响更大。

高血压还可累及眼底血管,并发眼底病变。

27.高血压的预防原则是什么

高血压预防原则分三级:

一级预防是指已有危险因素存在如人群饮食过咸、缺少体力活动、精神长期处于紧张状态等,而高血压尚未发生时,就采取措施,控制或降低高血压的发生率。一级预防措施,包括人群的健康教育、高危人群的检出、危险因素的积极干预。

二级预防是指对已有高血压的病人或病人群体采取措施,实施随访管理,预防高血压加重或靶器官受损。这些措施包括一级预防为主的措施,再加上合理的药物治疗、饮食治疗、心理治疗及适当运动指导等。

三级预防是指对重症高血压病病人并发症的抢救,功能康复,减少后遗症及死亡。

28.我国人群高血压控制现状如何

我国人群高血压总患病率 1999 年全国普查为 11.26%。因我国人口基数大,依这个患病率计算,大约有 9 千万至 1 亿中国人患有高血压。这在中国非传染性慢性疾病中占首位。高血压是常见病,又是脑血管病和冠心病的重要危险因素,且中国人脑血管病远比冠心病多见。因此,治疗高血压、控制血压在正常水平,是预防和减少脑血管病和心血管病首先考虑的重要问题。近年来,我国流行病调查发现高血压知晓率提高到 44.7%,治疗率提高至 28.2%,但控制率仅为 8.1%。近年来,虽然通过各种形式宣教,广大病人及群众对高血压的认识逐年提高。在社区卫生服务开展得好的地区,对高血压的知晓率、治疗率不断得到提高,但控制率仍然很低。

29.社区控制高血压的关键是什么

高血压的流行是一个群体现象,群体的疾病应该用群体的方法来防治。国内外经验表明,控制高血压最有效的方法是社区防治。社区防治高血压成功的关键是:社区居民教育、专业医务人员教育和高血压病人教育。

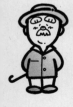

30.高血压的社区防治策略是什么

社区防治采用"高危人群策略"和"全人群策略"相结合的方法。高危人群策略的重点是对高血压病易患人群检出高血压病,并对病人进行有效的管理,减少并发症;全人群策略是针对全体人群进行预防,减少高血压病的发生。

31.社区高血压防治形式和实施措施有哪些

防治形式:由当地政府(区、县、乡),主管部门(卫生局、医院等)和专业医护人员以及基层社区组织(街道、村)和卫生人员组成三结合的防治网。

实施措施:社区防治计划应融入本社区的社会生活中去,并使各种防治活动成为当地日常卫生工作的一部分,全社区和个人的参与是防治计划成功的关键。

32.社区高血压防治的目标是什么

在一般人群中通过对危险因素的干预预防高血压的发生;在高危人群中降低血压水平;提高高血压病人的管理率、服药率和血压控制率,最后减少心、脑、肾等并发症的发生。

33社区如何提高高血压的检测率

采取三种方法:①基层医疗单位必须把每一位高血压病人的病史登记完整;②建立医院首诊病人测血压制度;③在社区对 35 岁以上的成年人进行高血压筛查。

34.社区干部如何配合做好高血压防治的宣传工作

社区干部要学习有关慢性病的知识,了解高血压的发病因素和危害,结合社区实际,宣传防治高血压的益处,组织引导社区居民参加健康教育讲座,鼓励社区居民接受社区医生的定期健康检查并建立健康档案。

35.高血压社区随访管理的目的和意义是什么

高血压社区随访管理是高血压社区控制的重要组成部分。它由社区责任医师承担。社区责任医师能根据不同病人的具体情况,进行有针对性的非药物治疗和药物治疗,提高服药率和血压控制率。

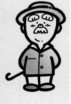

36.什么是高血压的社区分层(类)管理

高血压的社区分层(类)管理是指在综合病人血压水平及心血管病危险因素,以及是否存在靶器官损害或病症等资料基础上,对病人作出高血压危险程度的评价,并对高血压多重危险因素进行干预的过程。这是在社区卫生服务双相转诊制度比较健全的社区,心脑血管病防治重心下移基层的一种尝试。与一般的高血压社区随访相比,它对责任医师的要求高,对病人的配合要求也高。

37.高血压的分层有哪些类型,它能预测心血管事件吗

根据评估材料,可以分成四个危险类型,即低危型、中危型、高危型和极高危型。分层结果可预测病人十年间发生心血管事件的可能几率:

低危型:小于15%;中危型:15%~20%;高危型:20%~30%; 极高危型:大于30%。

低危型(包括高血压易患人群)和中危型以上(包括中危、高危和极高危型)两类病情有较大的不同,在家庭随访中,分别按两类不同的要求进行管理,可提高管理的可操作性。

38.如何对社区高血压防治进行评估

社区防治计划的评估就是对于干预措施的效果进行评价。所需信息和评估指标如下:

(1)信息。主要有①基线资料,包括人口数和分布、干

预前后危险因素水平、政策环境情况、干预实施的有利和不利因素。②进行各种活动的记录,包括活动的名称、时间、地点、参加人员和结果等。③疾病和行为监测资料。④病人管理工作前后随访资料。

（2）常用评价指标。主要有①政策和环境改变实施情况的指标。②干预执行的次数、范围和质量。③干预活动参与率和覆盖率。④人群对高血压防治的知识、态度和行为改变率。⑤高血压病人的随访管理工作率、治疗率、服药率和控制率。⑥疾病(重点是冠心病和脑卒中)发病和死亡监测结果。⑦危险因素(主要是血脂、体重和运动等)监测结果。⑧病人医疗费用的增减。

39.高血压社区健康教育如何展开

针对不同人群内容要有针对性。对正常人群,要使他们知道什么是高血压, 高血压的危害以及什么是健康生活方式,定期监测血压;对高血压的高危人群,要加强对高血压危险因素的介绍, 有针对性地纠正不健康行为和健康生活方式指导;对确诊的高血压病人,要完善高血压危险分层的资料,以预测其心血管事件的危险几率,要使病人确信非药物治疗与终身药物治疗的必要性,要对抗高血压的药物(疗效和副作用)和其他辅助治疗有一个正确的认识。

在高血压治疗性生活方式教育中,既讲原则又讲操作

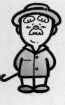

方法。对具体涉及的烟酒干预、饮食合理、运动适量和心理平衡四大方面,要有阶段性的努力指标,要有考核。把治疗性生活方式落到实处。健康教育的形式因对象不同而不同。媒体材料、健康讲座、门诊就医、家庭随访等应该全面开展,以营造一种群防群治的氛围。

40.什么是高血压健康生活方式的四大基石

四大基石是:合理膳食、适当运动、心理平衡和戒烟限酒。

41.高血压病人饮食应注意些什么

(1)低盐。饮食宜清淡,按世界卫生组织建议,每天食盐摄入量宜小于6克,其他含钠佐料,如酱油、味精较多时,应减少食盐摄入量。少吃高盐食品(腌制品、酱制品、罐头菜制品、火腿肠)。据测定,100克榨菜含食盐11.2克,一个咸鸭蛋含2克,2片酱萝卜含0.8克,一包方便面含5.4克(主要在调料中)。

(2)低脂。饮食中应控制胆固醇、饱和脂肪酸的含量(不吃猪油、肥肉和动物内脏),主要是控制动物性脂肪的摄入。烹调菜肴时,应尽量不用猪油、黄油、骨髓油等动物油,最好用橄榄油、花生油、豆油、菜籽油等植物油。烹调用的植物油也要控制在每天25克以下。

(3)控制糖类及总热量的摄入。高糖饮食或总热量摄入过多会引起脂质代谢紊乱，此为动脉粥样硬化性心脑血管疾病的危险因素。

(4)进食一定量的优质蛋白，它对血管有保护作用。如牛奶、鱼、虾、瘦肉等优质动物蛋白和大豆、豆腐等植物蛋白。

(5)多吃富含钾、磷、钙和纤维素的蔬菜及水果，特别是胡萝卜、芹菜、海带、紫菜、冬瓜、丝瓜、木耳等。

42.高血压病人如何进行体育锻炼

必须掌握适当的强度与时间：

(1)要从小运动量开始，循序渐进，如原有心血管疾病者宜先进行全面体检，在医生指导下开始有氧运动。

(2)要选择合适的运动项目，即简单宜行，便于坚持，并且安全的运动项目，如步行、慢跑、太极拳等。

(3)要达到有效的心率范围，即最大心率的60%。170－年龄/分，即为最大心率的60%~70%。

(4)有氧运动过程中，达到有效心率范围后，必须保持活动20分钟以上。

推荐每天30分钟的步行，约3公里，每周3~5次，每次使心跳略有加快，控制心跳频率在(170－年龄)/分左右。

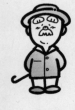

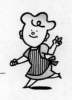

43.正常血压值是多少

2004年修改的《中国高血压防治指南》把正常血压定为120/80毫米汞柱。对于超过正常血压而尚未达到高血压标准的广大人群,也要求采取健康的生活方式,争取正常血压。这对于减少高血压的发病率是有积极意义的。

44.血压正常但有高血压家族史的人如何预防高血压的发生

高血压的直系亲属有较大的患高血压的危险性。高血压的发生还与环境因素有关,就是说与个人的生活方式有关,健康的生活方式可以推迟或预防高血压病的发生。健康的生活方式是:

(1)减肥和运动;

(2)改善饮食结构,低钠高钾;

(3)减少饮酒,戒烟;

(4)劳逸结合,避免过度紧张;

(5)定期测量血压,检查血脂、血糖等,及早发现与高血压相关的疾病或危险因素,并积极采取干预措施。

45.哪些高血压病人易发生意外

(1)血压高而尚未被发现和确诊的病人。

(2)血压高该用降压药但不用或滥用降压药的病人。

(3)生活不规律,过度劳累或睡眠不足者。

(4)生活放纵,嗜酒、嗜烟、嗜赌者。

(5)已经合并心、脑、肾等并发症者。

(6)合并糖尿病者。

(7)性情暴躁或不讲心理卫生者。

46.哪些初诊高血压病人需要转向医院诊治

(1)合并有严重的心、脑、肾和眼的并发症者。

(2)孕妇和哺乳妇女。

(3)发作性血压明星升高伴有心率加快、多汗怕热者。

(4)血压超过180/110毫米汞柱者。

(5)其他难以处理的情况。

47.哪些随访管理中的病人需要转上级医院诊治

(1)病情突变,血压急剧升高,服降压药血压不能控制者。

(2)服用某种降压药,出现不良反应,身体不能耐受者。

(3)出现心绞痛、脑卒中症状者。

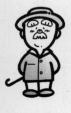

（4）视力下降模糊(高血压危象或眼底出血)者。

（5）联合三种以上用药,血压仍不能控制者。

（6）服药期间,血压偏低,减量甚至停药,血压仍低于正常者。

（7）长期服用某种降压药,出现肾功能、心功能减退症状者。

48.高血压危象表现如何,有哪些应急措施

病人先出现剧烈头痛、眩晕、视力模糊。如不及时处理,病情将进一步恶化,进而发生神志改变、恶心、呕吐、腹痛、呼吸困难、心悸等。重症者可出现抽搐、昏迷、心绞痛、心衰、肾衰、脑出血等严重后果。此外,如舒张压超过130 毫米汞柱和(或)收缩压超过220 毫米汞柱,无论有无症状都应视为高血压危象。

当高血压病病人出现上述症状后要立即绝对卧床休息,并舌下含服心痛定等快速降压药,同时呼叫救护车,尽快送往就近医院治疗。

49.如何判断高血压中风

凡高血压病人在过度用力、恼怒、情绪激动的诱因下,出现头晕、头痛、恶心、麻木、乏力或口眼歪斜伴一侧肢体不灵便等症状时,应高度怀疑中风的可能,立即将病人送

往医院检查。有些高血压病人睡梦中醒来，没有头痛和呕吐，意识清楚，但出现一侧肢体或口舌活动不灵便也要争取在 6 小时内送到有溶栓条件的医院急诊科检查，排除缺血性中风的发生，做好溶栓治疗的准备。

50.目前常用哪些降压药

当前，常用的降压药物主要有以下五类：利尿药（如双氢氯噻嗪）、β 受体阻滞剂（如美托洛尔、倍他洛克等）、血管紧张素转换酶抑制剂（如卡托普利、依那普利等）、血管紧张素 Ⅱ 受体拮抗剂（如氯沙坦、缬沙坦等）和钙拮抗剂（如长效硝苯地平、氨氯地平等）。这些降压药都是抗高血压的一线用药。其他尚有固定处方的复合制剂，如零号降压片、珍菊降压片等。

51.一天当中何时服药最合理

选择长效的降压药物，适宜于晨起后顿服，一般不主张夜间服用，其原因是通常情况下夜间血压水平较低。大多数药物的效应在服后 2~6 小时出现，故可能导致血压过度降低。而比较特殊的是 α 受体阻滞剂（如派唑嗪），由于可能会出现体位性低血压，常在就寝前服用。

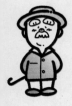

52.某些高血压病人为什么需要补钾

富含钾的饮食不但可以降低血压，而且可以减少中风的危险。一些长期服用排钾利尿剂如双氢氯噻嗪、寿比山的病人可适当补充钾。但如果同时服用保钾利尿剂的病人，其肾脏排钾的能力就会受到一定的限制。患有肾脏疾病而伴高血钾的患者，则不需要补钾。

53.降压的目标值是多少

不同人群的降压目标值不同，一般高血压人群的降压要求在140/90毫米汞柱以下。糖尿病和肾病高血压病人血压要求在130/80毫米汞柱以下。因为血压升高对这些病人的危害更大。老年人的高血压特别强调平缓降压，对于可耐受的老年病人血压尽可能争取在140/90毫米汞柱以下，如果达不到收缩压140毫米汞柱以下，则要争取收缩压150毫米汞柱左右，舒张压则要保持在60毫米汞柱以上。

54.对于高血压中风病人的血压升高应该怎么降压

对于稳定的非急性期的中风病人血压升高，要坚持长期降压治疗，使血压控制在140/90毫米汞柱以下。中风急性期降压目标值应由医生根据具体情况作出，不宜过快降至收缩压140毫米汞柱以下。

55.高血压病人能吃补品吗

一般并不需要。合理的饮食，多吃蔬菜水果就是进补。如果身体虚弱或经过中医辨证，有气血虚亏，可使用补益气血、健运脾胃的补品。关于参类，一般并不适宜，野山参更是禁忌。西洋参可以服，但也要在血压控制平稳的情况下少量服用。六味地黄丸作为"滋阴补肾"之剂，除消化功能不良者外，对于肝阳上亢、阴虚火旺的高血压病人均可选用。

（裘美珍）

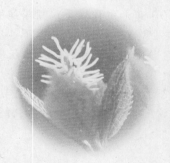

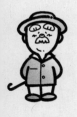

第二部分　糖尿病

56.什么是血糖

　　血液中所含的葡萄糖称为血糖。血中葡萄糖是人体提供能量的主要物质之一。正常情况下,血糖浓度在一天之中是有波动的,一般来说餐前血糖低、餐后血糖高,但这种波动维持在一定范围内。正常人的血糖浓度空腹在3.9~6.1毫摩尔/升(70~110毫克/分升)之间。餐后2小时血糖较高,但小于7.8毫摩尔/升(小于140毫克/分升)。因为正常人血糖的产生和利用是处于动态平衡之中,因此可以维持血糖相对稳定,既不会过高,也不会过低。

57.血糖从哪里来

　　血糖的来源有三条途径:一是从食物中获得,您所吃的食物中糖类都可在体内转化为葡萄糖,也就是我们所说的血糖;二是通过糖原分解,糖原是人体中糖的"仓库",当血液中的葡萄糖过高时,通过胰岛素作用,使葡萄糖转化为糖原贮存在肝脏和肌肉中,当血液中葡萄糖不足时,贮存在肝脏、肌肉中的糖原分解为葡萄糖;三是由脂肪和蛋白质转化而来,这是通过一种称作三羧酸循环的反应实现的。

58.胰岛素与血糖的关系如何

胰岛素是由人体胰腺中的胰岛分泌出来的内分泌激素。胰岛素就像一把"金钥匙",只有它才能使血中的葡萄糖顺利进入各器官组织的细胞中,为它们提供能量;也能使血液中过多的葡萄糖转化为肝糖原或肌糖原贮存起来。正常时,进餐后人体血糖升高,胰岛分泌胰岛素也增多,而在空腹时分泌胰岛素会明显减少。因此,正常人血糖浓度虽然随进餐有所波动,但在胰岛素的调节下,能使这种波动保持在一定范围内。

59.什么是糖尿病

糖尿病,顾名思义就是尿中含糖,它是一种常见的内分泌疾病,是由于人体内胰岛素绝对或相对缺乏或对胰岛素不敏感（胰岛素抵抗）而引起的血中葡萄糖浓度升高,进而大量从尿中排出,并出现多饮、多尿、多食、消瘦、乏力等症状。进一步发展则引起全身各种严重的急、慢性并发症,威胁身体健康。糖尿病通常分为 1 型糖尿病和 2 型糖尿病两种。

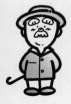

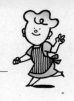

60.什么是 1 型糖尿病

1 型糖尿病,约占糖尿病的 10%。1 型糖尿病是胰岛素在体内绝对缺乏,治疗需要终生依赖胰岛素。随着胰岛素的发现和应用于临床,1 型糖尿病病人同样可以享受正常人一样的健康和寿命。

61.什么是 2 型糖尿病

2 型糖尿病,也叫成人发病型糖尿病,多在 35~40 岁之后发病,少数也可在青少年发病,占糖尿病病人 90% 以上。2 型糖尿病病人体内胰岛素缺乏或相对缺乏,有的病人体内胰岛素甚至产生过多,但对胰岛素的敏感性却明显降低了,即存在胰岛素抵抗,血糖水平升高,出现糖尿病。此型糖尿病可以通过某些药物治疗刺激体内胰岛素的分泌,或提高对胰岛素的敏感性,使血糖得到控制。但到后期,仍有部分病人需要胰岛素治疗。

62.如何区分 1 型糖尿病和 2 型糖尿病

一般情况下, 通过发病时的年龄就可知道自己患的是 1 型糖尿病还是 2 型糖尿病。但有些情况下诊断并不那么显而易见,需要考虑许多方面才能综合判断出自己

第二部分 糖尿病

属于哪一型。区分1型糖尿病和2型糖尿病,对于今后的治疗有重要指导意义。通过以下几方面可大致区分出1型糖尿病和2型糖尿病:①年龄。1型糖尿病大多数为40岁以下发病,20岁以下的青少年及儿童绝大多数为1型糖尿病,仅极少数例外;2型糖尿病大多数为40岁以上的中老年人,50岁以上的人患1型糖尿病很少。②起病时体重。发生糖尿病时明显超重或肥胖者大多数为2型糖尿病,肥胖越明显,越易患2型糖尿病;1型糖尿病人在起病前体重多属正常或偏低。③发病方式。1型糖尿病起病急,2型糖尿病起病多缓慢或无症状。④临床症状。1型糖尿病有明显的临床症状如多饮、多尿、多食,即"三多"症状,而2型糖尿病常无典型的"三多"症状。为数不少的2型糖尿病病人由于临床症状不明显,常常难以确定何时起病,有的只是在检查血糖后才知道自己患了糖尿病。1型糖尿病病人由于临床症状比较突出,故常能确切地指出自己的起病时间。⑤急慢性并发症。1型与2型糖尿病均可发生各种急慢性并发症,1型糖尿病容易发生酮症酸中毒,2型糖尿病较少发生酮症酸中毒,但年龄较大者易发生非酮症高渗性昏迷。⑥临床治疗。1型糖尿病只有注射胰岛素才可控制高血糖,口服降糖药无效;2型糖尿病通过合理的饮食控制和适当的口服降糖药治疗,便可获得一定的效果。对于那些通过临床表现很难判断是哪种类型糖尿病的病人,常常需要进一步的检查。这些检查包括:空腹及餐后2小时胰岛素或C肽等检查,可以了解病人体内胰岛素是绝对缺乏还是相对缺乏。

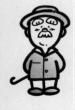

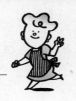

63.糖尿病有什么表现

糖尿病发病时的症状是多种多样的，可以有明显的症状，或无症状，或因糖尿病的并发症而出现症状，或因诊治其他疾病而发现了糖尿病。糖尿病典型症状是"三多一少"，即多饮、多食、多尿和体重减少。多饮表现为口渴、心烦、饮水量以及饮水次数明显增加；多尿表现为尿频，每次排尿尿量增多；多食表现为易饥饿，饭量增加，进食后没有满足感。1型糖尿病症状明显，2型糖尿病症状相对不明显，但随着血糖升高，症状也会明显起来。有些糖尿病病人常常出现疲乏无力、腰腿酸痛、出汗等症状。

64.诊断糖尿病的标准是什么

病人怎样确定自己患有糖尿病呢？一般情况下，当病人出现明显的糖尿病典型症状或糖尿病不典型症状时，就会考虑到自己可能患有糖尿病，但单凭口渴、喝水多、尿多等症状不能诊断自己患有糖尿病，因为糖尿病的诊断是以血糖水平为标准的。另外，尿糖阳性也不是糖尿病的诊断标准。因为尿糖出现加号(+)，有时在正常人中也会出现，所以诊断糖尿病必须是以静脉抽血检查出的血糖浓度为准。根据1997年美国糖尿病协会（ADA）对糖尿病的最新诊断标准，简单地讲，如果血糖升高达到下列两条标准中的任意一项时,就可诊断患有糖尿病。空腹血糖等于或大于7.0毫摩尔/升,或者餐后2小时血糖等于或大于11.1毫摩尔/升,这里的餐后2小时,常常是以进餐75克无水葡萄糖溶于250~300毫升开水中或以100g馒头为标准。

65.怎样早期发现糖尿病

患糖尿病病人不一定都有"三多一少"的典型症状,尤其是2型糖尿病病人。因而,对下列人群要加强空腹血糖或餐后2小时血糖监测,以便早期发现。

(1)有糖尿病家族史者。

(2)有异常分娩史。如原因不明的多次流产史、死胎、死产、早产、畸形儿或巨大儿等。

(3)反复感染。顽固性外阴瘙痒,或反复外阴、阴道霉菌感染,或屡发疖痈者,以及反复的呼吸道、胆道、尿路感染,创口不愈合者。

(4)有多尿、口渴多饮或近期有不明原因的体重减轻者。

(5)偶有尿糖阳性而空腹血糖正常者。

(6)反应性低血糖。多发生于餐后3小时或3小时以上,表现为心慌、出汗、饥饿、颤抖等,如测血糖则在正常低值或低于正常,进食含糖食物后上述症状可消失者。

(7)年轻发生动脉硬化、冠心病、眼底病变等者。

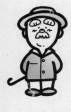

(8)不明原因的知觉障碍,如肢体麻木、疼痛或感觉过敏、多汗等者。

66.糖尿病有哪些急性并发症

糖尿病的急性并发症主要有酮症酸中毒、非酮症高渗性昏迷、低血糖等。如出现酮症酸中毒、非酮症高渗性昏迷等急性并发症应立即送医院治疗。

67.什么是糖尿病酮症酸中毒

糖尿病酮症酸中毒是人体内胰岛素严重不足引起的急性代谢并发症,多发生于1型糖尿病,主要症状为发病急骤,原有的糖尿病症状加重,即"三多一少"症状加重,病人感觉虚弱、乏力、肌肉酸痛。病情加重时出现恶心呕吐、上腹痛、呼吸加深加快、呼气中有烂苹果味、头昏、头痛、烦躁、反应迟钝、嗜睡,甚至出现昏迷、心肾功能衰竭,如不及时治疗可导致死亡。

68.什么叫糖尿病高渗性昏迷

所谓"高渗"就是人体的细胞外环境处于高渗状态,即在高血糖的环境下细胞会因失水而影响生理功能。非酮症高渗性昏迷是糖尿病的严重代谢紊乱,多见于60岁以上老年2型糖尿病病人，常表现为血糖极度升高、脱水、血浆渗透压升高，常伴有不同程度神经系统功能障碍，以昏迷为主的临床综合征，常常是老年糖尿病病人发生的急性并发症。发生高渗性昏迷时，病人往往表现为糖尿病症状加重，最初数天里尿量增多，但饮水并不多，疲乏无力、头晕、食欲不振等。随着病情的发展，病人脱水日趋严重，会出现烦躁、精神恍惚、反应迟钝、表情淡漠甚至昏迷。病人的眼窝凹陷，皮肤干燥、缺乏弹性，心跳加快，血压下降，尿量减少。常被误诊为脑血管病或其他神经系统疾病，如不及时救治，可危及生命。经化验检查会发现血糖极高，多在33.6毫摩尔/升以上，尿糖阳性，尿酮体阴性或弱阳性。

69.什么是低血糖,有什么危害

因各种原因导致血糖下降，并低于2.8毫摩尔/升（50毫克/分升），临床产生相应症状者称为低血糖。其主要症状表现为：出虚汗、心悸、心跳加快、头晕、颤抖、饥饿、双腿无力或全身无力、紧张和恐惧感、脸色苍白、怕冷、头疼、血压轻度升高，同时可能出现视力障碍、复视、听力减退、嗜睡、失去定向能力、言语含糊等，最后出现昏迷。昏迷6小时可造成脑组织损伤，甚至死亡。糖尿病病人发生低血糖的主要原因是没有协调好饮食、运动和药物治疗的关系及糖尿病病人调节血糖的能力下降。

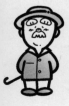

70.如何预防低血糖

（1）按时进食，生活规律化。糖尿病病人应按时进餐。若不得已延迟吃饭，应预先吃些饼干、水果等食物。

（2）应在专科医生指导下调整用药。药物用量不能随意增加，须在医师指导下，根据血糖作适当调整。胰岛素应在饭前半小时左右注射，并按时进食，每次注射胰岛素时仔细核对剂量。更换胰岛素种类时，要根据实际情况调整剂量。

（3）运动量保持恒定。每天的运动时间及运动量基本保持不变。高强度运动前宜适当进食，或适当减少胰岛素的用量。

（4）经常测试血糖。注射胰岛素的病人，应自备血糖仪，若有低血糖感觉应自测血糖，每次血糖自测结果应记录下来。

71.出现低血糖反应应怎样处理

人的大脑惟一能量来源是葡萄糖，所以低血糖对机体的影响以神经系统最大，如果不及时治疗，短时间内可导致脑组织不可逆的损伤，甚至导致死亡。尤其令人担心的是，当糖尿病病人发生低血糖反应时，病人和家属往往不知道到底发生了什么事情，而一味地根据经验让病人服用降糖药，结果适得其反，使病情加重。那么，该如何及时发现低血糖并作出正确处理呢？一般来说,低血糖的典型症状是病人有饥饿感,出现大汗淋漓、面色苍白、疲乏无力、眼前发黑等症状。一旦发现上述情况,正确的处理方法是:①有条件的应及时测量血糖值,确诊低血糖。②如果只是轻度的低血糖,病人神志清醒,可以吃几块饼干、糖果或喝糖水,可以达到迅速纠正低血糖的效果,一般十几分钟后低血糖症状就会好转;以后可再适当食用些米饭或馒头等食物以防止低血糖的再次发作。③如果经以上方法处理仍没有效果或者严重低血糖病人神志不清时,应立即送医院急救,同时带上病人常服的降糖药以便医生了解病情。④对于发生低血糖的病人应在医生指导下,及时调整降糖药物。

72.糖尿病的慢性并发症有哪些

糖尿病的慢性并发症是由于血糖长期控制不好,日积月累而引起的一种改变,包括大血管、微血管和神经病变,慢性并发症可使糖尿病病人的健康水平和劳动能力大大下降,甚至造成残废或过早死亡。慢性并发症包括:糖尿病肾病、糖尿病眼病、糖尿病神经病变、糖尿病足、糖尿病心脏病和脑大血管病变等。

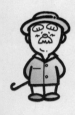

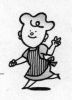

73.什么是糖尿病足

糖尿病病人的脚部因血管病变造成供血不足，感染后常常引起严重的损伤、溃疡、坏疽，这就是糖尿病足，俗称"老烂脚"。糖尿病足的主要症状是下肢疼痛及皮肤溃疡。病变早期时表现为抬高下肢时足部皮肤苍白，足背发凉，足背动脉搏动减弱以至消失，间歇性跛行，行走时疼痛、休息后好转，如病情进一步发展，可出现休息时也疼痛，严重时病人可因疼痛难忍而彻夜难眠。病情发展，可出现坏疽，坏疽严重者不得不接受截肢而致残。糖尿病足应该早期预防治疗，采取积极的措施控制血糖；注意足部的卫生，经常以温水泡脚，使足部的血液循环畅通，同时又要保持足部的干燥保暖，鞋子应通风透气合脚，趾甲也要经常修剪；对于脚部出现的创伤，更要及时治疗处理。

74.糖尿病为什么会影响视力

糖尿病和视力看似没有什么关系，殊不知眼部病变也是糖尿病的一大并发症。长期高血糖对血管和神经系统的影响会间接反映在病人的视力上。①糖尿病视网膜病变。糖尿病视网膜病变初期病人可能全无症状，视力不受影响。随着病情的发展，可出现视力明显减退，眼前会出现飘浮的球状物体，双眼所能看见的范围缩小，甚至在阳光下并不感觉到刺眼。在糖尿病视网膜病变早期治疗效果较好，一旦视力明显下降，视网膜病变往往难以逆转，所以预防仍然是最重要的一环。由此可见，糖尿病视网膜病变必须早发现、早治疗。病人至少每年接受一次眼底检查，并且要注意控制好血糖，这对防治糖尿病视网膜病变是极为重要的，因为血糖升高可使病人眼底血管进一步受到损伤，如合并高血压又会增加眼底出血的可能性。②糖尿病性白内障。糖尿病病人发生白内障的机会较普通人多，发病早，进展也更快。治疗以手术为主，为减少手术并发症术前必须控制好血糖及血压。③暂时性屈光改变。血糖浓度的急剧变化可以引起暂时性屈光改变，高血糖时易发生近视，低血糖时可表现为视物模糊、不能聚集或看不清小字等，经过控制血糖，视力又会逐渐恢复。糖尿病眼病还包括眼肌麻痹、出血性青光眼、视神经病变、眼部感染、虹膜睫状体炎、虹膜玫瑰疹等。

75.糖尿病病人为什么容易并发感染

糖尿病是全身性疾病，可使体质下降，对感染的抵抗力减弱；如果糖尿病控制不佳，高血糖环境有利于细菌生长繁殖；此外，由于胰岛素不足，蛋白质合成减少、分解增多，体内抗体减少，组织损伤后亦不易修复；再加上糖尿病的血管病变和神经病变，甚至脱水和中毒等并发症，致使糖尿病病人极易发生各种感染。

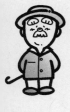

76.糖尿病病人容易并发哪些感染

(1)皮肤感染。糖尿病病人皮肤易遭到细菌和真菌感染。细菌感染常表现为毛囊炎、疖痈、蜂窝组织炎等，须及时使用抗生素治疗，必要时进行外科手术。糖尿病病人真菌感染常表现为足癣、手癣、妇女外阴部白色念珠菌感染等。良好控制糖尿病，保持皮肤清洁卫生，避免损伤，及时治疗任何轻微皮损都是预防皮肤感染的要点。

(2)糖尿病容易并发下肢坏疽。由于长期的代谢紊乱，糖尿病病人下肢多有神经病变和血管病变，尤其是足部容易发生感染，而且感染不易控制。故应注意避免因趾甲修剪过短，足部受伤以及穿鞋不合脚等情况。

(3)呼吸系统感染。糖尿病病人很容易患急性或慢性支气管炎、肺炎、肺结核等。糖尿病合并肺炎一般较严重，特别是老年人容易并发中毒性休克，死亡率高。糖尿病病人肺结核的发生率比非糖尿病者高2~4倍，糖尿病与肺结核两者都是消耗性疾病，对身体健康影响很大。糖尿病病人有呼吸道症状，应及时进行胸部X线检查及痰培养加药敏检查，以便明确诊断、及时治疗。每年对糖尿病病人进行1~2次胸部X线检查，有助于早期发现和防治肺结核等呼吸系统疾病。

(4)泌尿系统感染。这是糖尿病病人较常见的感染。其发生率仅次于呼吸道感染，尤其以女性及老年人较为多见，反复的泌尿道感染是导致肾功能衰竭的重要促发因素。常见症状有尿频、尿痛、尿急、发热、全身不适等。尿常规检查可发现白细胞增多,尿培养有细菌生长等。有时病人明明有泌尿系统感染,却完全没有症状,这种情况值得警惕。糖尿病病人出现泌尿系统感染时应及时用抗生素治疗。

(5)其他感染。糖尿病病人还可能出现牙周病、恶性外耳道炎、肝胆系统感染等。此外,糖尿病病人在接受手术后感染的危险性比较高,糖尿病病人发生败血症的机会也比一般人高。

77.什么是糖尿病性肾病

糖尿病性肾病,是糖尿病的重要并发症之一,是对糖尿病病人危害极为严重的一种疾病。糖尿病性肾病是导致糖尿病病人死亡的一个重要原因。据统计,在中年糖尿病病人中,糖尿病性肾病的发病率为20%,老年病人可达65%。糖尿病性肾病可分为5期。Ⅰ期:肾脏体积增大,但无任何症状。Ⅱ期:尿常规检查蛋白正常,但可出现间歇尿微量清蛋白,此期治疗还可以逆转。Ⅲ期:尿常规检查蛋白阳性,但肾功能正常。Ⅳ期:尿常规检查蛋白呈阳性,可伴高血压和水肿,出现肾功能损害。Ⅴ期:全身水肿,高血压和尿毒症,肾功能衰竭。

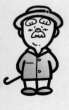

78.什么是糖尿病性大血管并发症

糖尿病性大血管并发症，是指由糖尿病引发的慢性血管性病变如冠心病、脑卒中、间隙性跛行，和心肌病变及心脏植物神经病变。随着胰岛素的广泛使用，抗生素的不断更新，糖尿病急性并发症及感染的发生率与死亡率都迅速下降，而其慢性并发症已日益成为威胁糖尿病病人健康和生命的主要因素。

79.什么是糖尿病性神经病变

糖尿病可累及神经系统任何部位病变，统称为糖尿病性神经病变，其中糖尿病性周围神经病变是糖尿病最常见的合并症。通常为对称性，下肢较上肢严重，病情进展缓慢。先出现肢端感觉异常，伴麻木、针刺、灼热或如踏棉垫感，有时伴痛觉过敏。随后有肢体痛，夜间及寒冷季节加重。后期可有运动神经受累，出现肌张力减弱、肌力减弱以至肌萎缩和瘫痪。

80.为什么说糖尿病正困扰着人类健康

糖尿病是全世界患病率最高的疾病之一，且患病率正在逐步上升。目前世界上糖尿病病人总数前三位的国家是：印度、中国、美国。我国25岁以上人群中2型糖尿病的患病率由 1980 年的不到 0.9%迅速上升到 1995 年的 2.5%,估计 2010 年可达到 8%。造成糖尿病患病率迅速上升的原因主要为:①生活方式的改变,饮食总热量增加,脂肪摄入增加,碳水化合物减少及体力活动减少。②糖尿病防治教育普及工作不足,人民群众自我防治糖尿病的知识不够。另据世界卫生组织(WHO)统计,目前全球糖尿病病人至少有 1.2 亿。在欧美等发达国家中,糖尿病是高发病,死亡率仅次于心血管疾病和肿瘤而位居第三位。我国的糖尿病病人有 3000 多万人,并且发病率还在日益增高。糖尿病的预防和治疗已成为全世界共同关注的课题。统计学还表明,同一种族的人,城市糖尿病发病率明显高于农村,脑力劳动者明显高于体力劳动者。发达国家的糖尿病发病率远高于未开发的落后地区。

81.糖尿病的危险人群有哪些

糖尿病是具有一定遗传性的。此外,如果有任何因素可能影响到胰岛素分泌或血糖代谢,也易患糖尿病。因此,以下这些人属于糖尿病的高发人群:①父母、子女、子孙或有血缘关系的家庭成员中有糖尿病病人的。②体力活动过少者。③肥胖者。④高发病率种族的成员。⑤有过巨大胎儿(体重大于 4.5 千克)分娩史的妇女。⑥患有高血压、冠心病、高脂血症的人。⑦有反复发作的慢性胰腺炎,或有胰腺外伤或手术史。⑧患有某些内分泌疾病。⑨

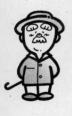

长期服用糖皮质激素者。⑩因为妊娠、急性心肌梗死、创伤、手术、感染等因素血糖暂时升高或糖耐量异常，而应激过后血糖不能完全恢复正常的人。

82.肥胖与糖尿病的关系如何

随着我国经济的迅速发展，人民生活水准也不断地提高。但伴之而来的是一些与生活方式密切相关的严重疾病，如肥胖和糖尿病，既密切相关又相互影响，已经成为威胁人们健康的重大问题。那么，怎样的人才被医学定义为肥胖呢？只要自己用体重指数(BMI)公式计算一下就可以得到。即体重指数=体重(千克)÷身高(米)²，如果体重指数≥23就算超重，体重指数≥25则属于肥胖。2型糖尿病病人是成年后起病，与肥胖特别有关。据报道，2型糖尿病病人中70%有不同程度的肥胖。现在已经逐渐认识到肥胖、糖尿病、高血压等疾病都存在一个共同的病理基础——胰岛素抵抗，即机体对胰岛素不敏感而反馈性分泌更多的胰岛素，科学家们称之为代谢综合征。

83.社区应为糖尿病病人做些什么

社区医疗服务正在快速发展和完善，并在慢性病的预防和控制中起着重要的作用。那么，社区应为糖尿病病人做些什么呢？

MANXINGBING · BAOJIAN · XIAOSHOUCE

（1）建立糖尿病病人健康信息卡。对糖尿病病人的基本资料和疾病信息进行登记,并定期随访。

（2）了解本社区高危人群。

（3）提供咨询服务。可设立咨询电话、专家咨询网等。

（4）建立公共运动设施,加强健身运动。

（5）建立糖尿病病人疗养手册,通过疗养手册让病人把自己的体重、血压、尿糖、饮食内容、运动量、用药情况及自觉症状作一记录, 作为判断糖尿病控制好坏和自我检查病情的一个重要依据。

（6）开展糖尿病健康教育。学习糖尿病知识,了解糖尿病的危害,掌握病情监测和控制方法等。

84.为什么必须加强糖尿病病人的健康教育

首先,糖尿病是一种慢性终生性疾病,需要坚持长期治疗;其次, 目前对糖尿病所采取的治疗措施是综合性的, 不可能期望某种单一治疗方法如某个特效药就能达到良好控制或根治的目的;第三,在综合治疗中,如控制饮食、坚持运动等都需要病人主动参与和配合。要使病人能主动进行自我治疗, 则必须对病人进行有关糖尿病知识教育, 让病人充分认识和了解糖尿病及各种治疗的意义,掌握有关的治疗技术。

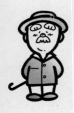

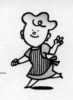

85.糖尿病病人的健康教育有哪些目的

(1)提高和巩固疗效。

(2)取得病人主动合作达到良好控制,以减少和延缓糖尿病并发症的发生与发展。

(3)有利于提高糖尿病病人的生活质量。

(4)通过社区糖尿病知识教育,让糖尿病病人和高危人群较为系统、全面地掌握糖尿病系列知识和一些健康常识,减少糖尿病的患病率、并发症的发生率及病死率。

(5)减少疾病的治疗花费,使有限的卫生资源得到合理运用,减轻社会负担。

86.糖尿病的健康教育途径有哪些

糖尿病的健康教育可通过以下途径实施。

(1)**群体教育**。举办糖尿病病人学习班,将糖尿病从病因到治疗的一整套系统知识教给病人。有些知识只需他们了解,有些则需要他们掌握,并在实际中得到运用。这是对糖尿病病人进行普及教育的最主要方法。

(2)**小组教育**。在普及性糖尿病教育的基础上,针对个体差异而进行的另一种教育方式。根据病人年龄、文化水平、病程、有无并发症及身体状况等个体差异,分成各小组而接受程度不同的教育。这是对群体教育的一种补充方式,避免了群体教育所不能顾及的个体差异。

(3)示范各种操作技术。由糖尿病专职教育人员承担。对糖尿病病人需要掌握的操作技术,如胰岛素注射技术,进行当面示教。甚至进行个别指导,直到掌握为止。

(4)个别指导、电话随访和家庭随访。视糖尿病病人情况而定,对病人进行各种适时的指导。初发糖尿病者,着重指导饮食、运动情况及血糖的监测;对发病时间较长的病人,则定期电话随访,指导他们及时做相关的检查,以早期发现各种并发症。

(5)组织病人交流会。邀请密切配合治疗、病情一直控制很理想的病人介绍其成功经验;也请深受并发症之苦的病人谈谈其切身体会和教训。

(6)形象教育。应用制作的幻灯图片,此方法形象、生动、直接。病人可从幽默的图片中得到深刻的启示,很受病人欢迎。

(7)声像教育。利用电视台、广播电台及录像等,使糖尿病病人从多渠道了解糖尿病有关知识。这种方法对边远地区的糖尿病病人尤其适用。

(8)利用每年的世界糖尿病日,在公共场所举行较大规模的义诊活动。通过宣传刊物、图片、资料等,对广大群众进行健康咨询服务。

87.什么是糖尿病的三级预防

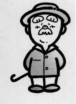

(1)一级预防是提高人群健康意识,培养良好生活习惯,了解糖尿病相关知识,避免糖尿病的诱发因素。

（2）二级预防是针对高危人群的预防。通过定期筛查，尽量做到糖尿病的早发现、早诊断和早治疗，预防延缓糖尿病及其并发症的发生和进展。主要措施是在高危人群中筛查糖尿病和糖耐量减低者。糖尿病的筛检不仅要查出糖尿病病人，而且要查出糖耐量减低者。糖耐量减低是正常和糖尿病之间的过渡状态，其转归具有双向性，既可转为糖尿病，又可转为正常。因此，在此阶段采取措施具有重要的公共卫生学意义和临床意义。

（3）三级预防是针对病人的预防措施，强调糖尿病的规范治疗和疾病管理。通过对糖尿病病人进行规范的治疗和管理，预防并发症的发展，提高生命质量。

88. 糖尿病病人为什么要进行自我监测

让糖尿病病人进行自我监测，目的是为了：①鼓励病人积极进行糖尿病的治疗，增强病人治疗疾病的信心；②使病人能清楚地了解自己的病情，增强治疗的自觉性；③及时发现低血糖；④通过良好的病情监测为调整饮食、调整运动、改变胰岛素治疗提供正确的参考，配合医生确定适宜的治疗目标和最佳治疗方案；⑤更好地控制血糖，减少糖尿病各种急慢性并发症的发生和发展。

89.糖尿病病人应该定期做哪些检查

　　糖尿病病人的定期检查是很重要的，这有助于监控病情的发展，要求病人定期做以下项目的检查：①血压、脉搏、体重及腰臀围情况，每周测定一次。②血糖及尿常规，尿常规中尤其应注意尿糖、尿蛋白、尿酮体的情况，应每个月检查一次。③糖化血红蛋白情况，每两至三个月检查一次。④尿微量白蛋白，每半年至一年检查一次。⑤眼部情况(应包括眼底检查)，每半年至一年检查一次。⑥肝功能、肾功能、血脂，每半年检查一次。病人应将上述检查结果做记录，并注明检查日期，同时记录当时的自觉症状，每餐的进食量和热量，工作活动情况，有无低血糖反应的发生，为制订进一步的治疗方案提供重要的资料。

90.怎样选择血糖检测的时间

　　这里我们先明确几个概念：①空腹血糖。指隔夜空腹8小时以上，早餐前采血测定的血糖值。②餐前血糖。指早、中、晚餐前测定的血糖。③餐后2小时血糖。指早、中、晚餐从吃第一口饭时计时后2小时测定的血糖。④随机血糖。一天中其他任何时间测定的血糖，如睡前、午夜等。通常在近期血糖常常较高或要准确反映降糖药物治疗效果时，应该监测空腹及餐后2小时血糖，它们能较准确地反映出血糖升高的程度。而当近期经常出现低血糖时，最

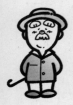

好监测餐前血糖和夜间血糖。隔一段时间在某一天的不同时间测血糖要比在每天的同一时间监测血糖效果好。因为前者更容易反映出一天 24 小时中血糖的变化规律，而如果每天都在同一时间测血糖，就不知道一天中其他时间血糖水平控制如何。对于血糖控制较稳定的病人，血糖监测的间隔可以较长，1 周、2 周或更长；但对于近期血糖波动较大的病人，则需根据病情提高监测频率。有下列情况时应加强监测：①使用胰岛素治疗的病人；②新诊断的糖尿病病人；③血糖控制不好的病人；④有低血糖发生的病人；⑤药物更换或调整剂量的病人；⑥妊娠期的病人。

91.糖尿病病人出现哪些情况应送医院治疗

糖尿病病人如有下列情况应送医院治疗：①新发生的 1 型糖尿病及 2 型糖尿病且空腹血糖在 13.9 毫摩尔/升（250 毫克/升）以上者应住院治疗；②尿酮体出现阳性；③出现严重感染；④出现显著消瘦；⑤发生肺结核、肝炎等传染性疾病；⑥病情加重，在家里难以获得良好控制；⑦出现不明原因的呕吐、腹泻。

92.什么叫糖尿病病人的饮食疗法

饮食疗法就是对糖尿病病人合理地控制饮食，根据病人的具体情况及营养需要量,制订饮食治疗方案,在满足人体各方面需要的前提下,尽可能地减少不必要的营养摄入,减轻胰岛负担,有利于控制血糖,使血糖保持在理想范围。并使病人能从事正常活动,维持正常体重,增强各种感染的抵抗力。在治疗时,做到因人而异,如生长发育期的儿童、妊娠期妇女及消瘦明显的病人,应适当增加热量摄入;对于 2 型糖尿病病人,应严格控制饮食;对用胰岛素治疗的病人,特别要强调饮食的定时定量原则。

93. 糖尿病的饮食治疗原则有哪些

糖尿病的饮食治疗应坚持以下原则:①控制总热量。不仅仅是对主食的控制,还包括对副食、肉类、脂肪类等食品的综合控制。使每天的热量摄入保持在适宜的水平,以较好控制血糖和体重。②合理安排各种营养成分,避免过食或者偏食。对于碳水化合物、蛋白质和脂肪必须合理分配,这三部分提供的热量应分别占总热量的50%~60%、10%~15%和25%~35%。要防止粗粮越吃越少,而肉类和脂肪越吃越多的倾向。③少量多餐,这对糖尿病病人是一个很好的饮食习惯,可以维持血糖水平稳定,宁可多吃几餐,也不要每顿吃得太多。④高纤维饮食,这类饮食便于保持餐后血糖不至于太高,而且还有降低体重和通便作用。⑤饮食清淡,少油少盐少甜。这有助于控制体重、血压、血糖和血脂。

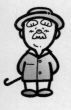

94.糖尿病食疗误区有哪些

科学合理的饮食是控制糖尿病的基础，但有不少糖尿病病人对饮食治疗有以下误区：①用过度节食或全素食的方法治疗糖尿病。开始时因热量摄入减少，使血糖、尿糖暂时下降，但随后由于营养素摄入不足，人体活动的能量只能由身体的脂肪分解供给，产生酮体，甚至引起酮症酸中毒。②限制饮水。有些病人因发病初期有多饮、多尿症状，就限制饮水，这是不妥的。口渴是因为葡萄糖从尿中排出时带走了大量水分所致，所以，渴就应饮水，不必限制；否则，会引起脱水或高粘血症。③多吃坚果类食物饱腹。病人花生、瓜子不离口，认为这样可减轻饥饿感。殊不知，这些坚果类食物除含丰富的蛋白质外，还含有油脂。大量花生、瓜子、杏仁的摄入，不仅使热量大为增加，而且使血脂升高。一部分血脂可通过异生作用转化为葡萄糖，不利于病情的控制。所以，吃花生、瓜子要适量。④少吃粗食多吃鱼。糖尿病饮食疗法提倡蛋白质平衡，多食用食物纤维，低糖、低脂、低盐，过多的进食肉类会使总热量增加。另外，过多的蛋白质摄入，会加重肾脏负担，并可引起高尿酸血症。⑤得了糖尿病，不敢再吃水果。糖尿病病人应当给以合理平衡的饮食，并应控制糖类的直接摄入，但水果中含有很多微量元素，如铬、锰等，对提高体内胰岛素活性有很好的帮助作用。在血糖得到控制的情况下,可进食适量新鲜水果,这对人体是有益的。进食水果时间以两餐之间较为适宜。

95.糖尿病病人每天应该摄取多少热量

糖尿病病人一天当中所需要的总热量一般根据本人的活动量以及标准体重计算。而一个糖尿病病人的标准体重又依赖于病人的身高。标准体重的计算公式是:标准体重(千克)=身高(厘米)-105,根据病人的活动量可以算出一天当中每千克标准体重所需要的热量,如果您在家休息,未进行任何体力活动,每千克标准体重每天所需要的热量是104.6~125.5千焦耳(25~30千卡);如果您所从事的是轻度体力活动,每公斤标准体重每天所需要的热量则是125.5~146.4千焦耳(30~35千卡);对于从事中度体力活动的病人来说,每千克标准体重每天所需要的热量为146.4~167.4千焦耳(35~40千卡);而对于需要进行重体力活动的糖尿病病人,每千克标准体重每天所需要的热量是167.4千焦耳(40千卡)以上。儿童、孕妇、哺乳妇女、营养不良消瘦者以及伴有消耗性疾病的糖尿病病人,每天所需要的总热量应该酌情增加,而对于肥胖者,则应酌情减少,增减幅度应该以每千克标准体重每天20.9千焦耳(5千卡)为准,在算出一天所需要的总热量后,还需要根据总热量算出一天当中碳水化合物、蛋白质、脂肪的需要量是多少。一般来讲,每

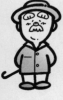

克碳水化合物(即人们所说的糖类)可以为我们供应 16.74
千焦耳(4 千卡)热量;每克蛋白质可以释放出 16.74 千
焦耳(4 千卡)热量;而每克脂肪则可以释放 37.7 千焦耳
(9 千卡)的热量。除此之外,在糖尿病病人一天的总热量
确定后,糖类、蛋白质及脂肪应该有一个比较合理的比
率。目前认为碳水化合物所供的热量应占一天总热量的
60%,蛋白质占 12%~20%,而由脂肪所供的热量则应占总
热量的 30% 以下。据此,您就可以计算出您每天需要吃多
少米或者面、多少肉蛋等以及炒菜应该放多少油,等等。
并且按总热量的 1/3、1/3、1/3 或者 1/5、2/5、2/5 的
比率分成三餐。

96.糖尿病病人外出就餐应注意哪些问题

　　生活在现代社会中,外出就餐已经成为我们生活中
的一部分。置身于环境幽雅的餐馆中,邀亲朋好友小聚,
在品尝美味的同时,交流感情,这不失为人生的一大乐
事。也许有的朋友要问:糖尿病病人可以外出就餐吗? 回
答是肯定的。只要糖尿病病人在外出就餐时,牢记饮食控
制计划,您就可以享受外出就餐的乐趣而又不致使血糖
控制恶化。糖尿病病人在外出就餐时下列问题是需要注
意的:①在外出就餐前先吃一点东西,同时把药用好,这
样就可以避免由于延误进餐给您带来的麻烦。②定餐前
了解一些您所去的餐馆是否可以根据您的需要提供一些

特殊服务,比如炒菜不要放糖、少放些油或者盐,等等。③对餐馆提供的每道菜的量作一了解,不要因为点的菜吃不了,而您又不愿意浪费,吃得过多,反而引起血糖控制恶化。④避免吃动物内脏做成的菜肴,这样可以帮助您做到低胆固醇饮食。⑤少食或者尽量不吃炸或煎制的食品,多吃蔬菜,尽量去除肉食上的脂肪组织。⑥尽量不要饮酒,大约 30 毫升的酒精可以产生 8.36 焦耳(200 卡)的热量。⑦在进西餐时,应选取低脂的沙拉酱,调味汁最好与主菜分开提供。⑧餐后最好不要吃甜点或者水果等。⑨尽量选取自己较为熟悉的菜肴,如果对餐馆提供的某些菜肴不敢肯定,您应向餐馆人员仔细询问。

97.糖尿病病人食物怎样选择

(1)碳水化合物食物的选择。现在认为,在总热量适当的前提下,采用较高比例的碳水化合物饮食有利无弊,通常以占总热量的 50%~60% 为宜。其中应以谷类主食为基础,可占碳水化合物总量的 2/3,其次补充水果、薯类和蔬菜等,鼓励吃粗粮,对于改善餐后高血糖有特殊的益处。

(2)蛋白质食物的选择。植物蛋白与动物蛋白之比以 2:1 为宜。植物蛋白主要来源于谷类,每天可提供 25~50 克;含量最高的是豆类,黄豆含蛋白高达 36.3%;动物蛋白质量最佳的有蛋类、畜肉、禽肉和鱼肉等;膳食中蛋白质以占总热能 12%~20% 为宜。一般地,成人每日蛋白质

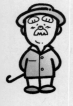

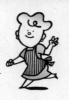

摄入标准为 0.8~1.2 克/千克体重。

(3)脂肪食物的选择。宜食用含不饱和脂肪酸高的植物性脂肪,尽量少食用含饱和脂肪酸高的动物性脂肪。含不饱和脂肪酸高者呈液体状,我们将之称为油;其中以豆油、玉米油、芝麻油、茶籽油、花生油等为佳品。含饱和脂肪酸高者平常呈固体状,我们常称之为脂肪;动物食品中,低脂者依次为鱼、禽、蛋、畜,故可多选水产品为佳;家畜中羊、牛瘦肉比猪肉好。膳食中的脂肪应占总热量的 25%~30%,其中饱和脂肪酸占热量 10%左右,不饱和脂肪酸与饱和脂肪酸比值应在 1.5 以上。通常膳食中每日脂肪摄入量以不超过 60 克为宜,胆固醇摄入量最好控制在 300 毫克以下。

(4)纤维素、食盐、酒的食用。纤维素本身没有营养作用,但对血糖的控制和血脂的调节有特殊的疗效。因此鼓励多吃粗杂粮,少吃细粮,多吃蔬菜、海藻和豆类食物,一些市售的食物纤维粉末如西红柿纤维、麦纤维、米糠等亦是较佳的选择,膳食纤维的用量建议每焦耳热量的饮食应为 20~25 克。如果长期、大量进食膳食纤维,需要同时补充适量的钙、镁、锌、铁等元素,还要注意防止肾脏草酸盐结石,应多喝水。

98.运动疗法在糖尿病治疗中有什么作用

运动疗法是糖尿病的基本治疗方法之一。通过运动

MANXINGBING BAOJIAN XIAOSHOUCE

可以达到以下效果：①提高胰岛素敏感性，改善血糖控制。糖尿病病人通过运动锻炼，即使体重不下降，也可增加胰岛素敏感性，运动可促进肌肉组织对葡萄糖的利用降解，使血糖下降，而长期运动可改善肌肉等组织对胰岛素的敏感性，加速组织对葡萄糖的利用，使血糖水平降低。②加速脂肪分解，减轻体重，改善脂代谢。有效的运动可以提高肌肉组织中脂蛋白脂酶的活性，促进脂肪分解及游离脂肪酸、胆固醇的利用。这样既可使过剩的脂肪组织消耗，起到减肥作用，又可起到降脂和调节脂肪代谢的作用，有利于预防慢性血管并发症。③增强体力及运动能力，改善精神状态。持久的运动可增强肌力、耐力，增强体能，使体格健壮；同时还可改善心、肺功能。另一方面，运动锻炼有利于恢复心理平衡，消除焦虑等应激状态，使病人精神上有欣快感、充实感、满足感，提高自信心和自我决断力，提高工作效率和生活质量。体力恢复和精神心理状态好转，也有利于糖尿病的控制。④预防和控制糖尿病慢性并发症的发生与发展。基于以上运动的治疗效应，运动可以改善胰岛素敏感性，达到降脂、减肥、降糖的作用，有利于糖尿病病情的综合控制，进而有利于预防和控制慢性并发症，如心脑血管病变、肾脏病变等的发生和发展。

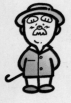

99运动疗法的适应证和禁忌证有哪些

通常所说的运动疗法，其目的是通过运动而达到病情控制。这要靠运动安排的合理性和科学性来实现。不同类型的糖尿病及其病情的不同阶段，对运动疗法的要求不同。要实现运动治疗的目的，必须合理选择适应证和注意禁忌证。适应证为：①肥胖的2型糖尿病。这类病人以胰岛素抵抗为主，运动可增加胰岛素的敏感性，减低胰岛素抵抗，同时有利于减肥，因此为最佳适应证。②轻中度非肥胖2型糖尿病。这类病人仍有一定水平的胰岛素分泌，通过运动可促进肌肉组织对葡萄糖的摄取与利用，起到降糖作用。③病情稳定的1型糖尿病。可试行运动疗法。依赖胰岛素治疗的病人，自体胰岛素严重缺乏，只有在应用胰岛素治疗病情稳定之后，才可施行运动疗法。运动疗法对1型糖尿病病人血糖控制的效果有待进一步评价，但可能有利于改善体力状态。禁忌证有：①严重的1型糖尿病。即胰岛素绝对缺乏的糖尿病，在未应用胰岛素很好控制病情的情况下，运动不仅不能促进肌肉对糖的利用，还可能诱发酮症酸中毒。②伴有肾脏并发症者。运动会减少肾血流量，引起蛋白尿，加重糖尿病肾脏病变。③伴有心血管并发症者。严重的高血压、冠心病者，运动会增加心脏负担，升高血压，易诱发心绞痛甚至心肌梗死。④严重视网膜病变者。运动会加重眼底病变，增加出血的危险。⑤糖尿病足病人。运动会加剧肢端缺血、缺氧，加重足部病变。⑥急性代谢紊乱的病人。如糖尿病酮症酸中毒，运动会加剧代谢紊乱的程度。⑦老年糖尿病病人伴有感染、肝肾功能衰竭、严重肺心病、换气功能障碍者。

100.糖尿病病人应怎样运动

(1)运动内容的选择。选择有氧运动,如步行、慢跑、游泳和自行车等。糖尿病病人步行方案是通过步行速度和距离的递增来达到预期目的。也可利用哑铃、沙袋和拉力器等进行肌力练习。

(2)运动强度的选择。运动强度要遵循个体化和由轻到重循序渐进的原则,重视在运动过程中和运动后的自身感觉,推荐进行中等强度的运动训练,糖尿病病人开始参加运动时,运动中感觉有点累或稍累即表示中等强度运动。1型糖尿病病人应避免进行高强度和长时间的运动。2型糖尿病病人还可进行强度低、频度大和持续时间较长的运动。

(3)运动持续时间。糖尿病病人进行中等强度运动时,运动持续时间一般为20分钟左右,待训练半个月到1个月时,若无不良反应可逐渐增加到40~60分钟。健康状况差的糖尿病病人可以间歇进行运动,即运动与休息时间的比为1:1,如步行2分钟、休息2分钟,运动时间加起来为10~20分钟。

(4)运动频度。运动作为1型糖尿病病人每天治疗相对固定的形式之一,它与饮食控制和胰岛素治疗结合起来形成一种较稳定的常规治疗形式。而2型糖尿病病人至少每周运动5天,以较高的热能消耗达到降低体重的目的。

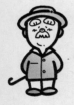

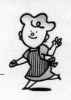

101.运动疗法应注意什么

(1)运动中如出现严重呼吸费力、前胸压迫感、头昏眼花、面色苍白等现象,应立即停止运动。有可能的话,应卧床休息。

(2)运动疗法一般应在餐后1小时以后进行,以防出现低血糖。但对于肥胖的病人,早餐前运动有利于减肥。

(3)锻炼能使降血糖药物的需要量减少,因此要及时调整剂量。

(4)糖尿病病人进行运动疗法前,应当检查血压、尿蛋白、眼底、心电图及运动试验等,以判断并发症的有无及轻重,以便决定运动疗法的方式。

(5)运动时要保护足部,参加运动前应做足部检查,选择合适的鞋子和柔软棉织袜子,慎防损伤,每天洗脚时检查足部。

(6)运动疗法要持之以恒,每天锻炼,坚持3~4周会出现疗效,中止10天则疗效消失。

(7)糖尿病病人开始参加运动时应有同伴陪同,并携带糖果备用。

102.常用口服降糖药物有哪些

常用口服降糖药物主要有:①磺脲类药物。临床常用的磺脲类药物有第一代的D860,第二代的优降糖、达美康、美吡哒、克糖利和糖适平等,第三代的格列美脲。②双胍类药物。常用双胍类降糖药有二甲双胍（如美迪康、格华止等）。③α-葡萄糖苷酶抑制剂。临床应用较多的该类药物有拜糖平、倍欣。④噻唑烷二酮衍生物类。现在临床常用的有：罗格列酮（文迪雅）、吡格列酮（艾丁）等。⑤促胰岛素分泌剂。瑞格列奈（诺和龙）、那格列奈即属于该类药物。

103.口服降糖药物的作用机理及特点是什么

(1)磺脲类药物。主要是通过刺激胰岛 B 细胞分泌胰岛素，及增加外周组织和肝脏对胰岛素的敏感性而达到降血糖作用。这一类药物降糖效果较强，作用时间也较长，使用时应从小剂量开始，同时密切监测血糖，防止低血糖反应的发生。

(2)双胍类药物。此类药物可促进外周组织中糖的无氧酵解，增加肌肉组织对糖的摄取和利用，抑制糖异生，抑制糖在胃肠道吸收，促进胰岛素与受体的结合，提高胰岛素敏感性。

(3)α-葡萄糖苷酶抑制剂。其作用机理是抑制 α-葡萄糖苷酶，延缓碳水化合物在消化道的吸收速度，降低餐后血糖升高幅度，单独使用不引起低血糖，但有胀气等消化道反应。

(4)噻唑烷二酮衍生物类。噻唑烷二酮类药物是一种新型的改善胰岛素抵抗类药物，可以增加肝脏、肌肉、脂

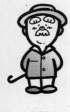

肪组织对胰岛素的敏感性,提高胰岛素活性,达到降低血糖的作用,还可以降低甘油三酯和改善血脂异常,并有抗氧化、降低血压和减少微量白蛋白尿的作用。但长期使用应定期观察肝功能变化。

(5)促胰岛素分泌剂又称餐时胰岛素分泌剂,是一种模拟生理性胰岛素分泌的新型降糖药,起效快、清除也快、低血糖发生率低。该药相对安全,不良反应表现为轻度的低血糖反应、胃肠道功能紊乱。

104.口服降血糖药物的应用对象和时机如何确定

下列情况应使用口服降血糖药物:①2型糖尿病病人在饮食控制和运动治疗4~6周效果不好时,约有20%的2型糖尿病病人可以单纯靠饮食和运动治疗而使血糖得到良好控制;②初次发现的2型糖尿病如果血糖超过20毫摩尔/升,可在饮食和运动的配合下立即应用口服药物。

105.如何合理应用口服降糖药物

(1)首次确诊的糖尿病病人口服降糖药的选择。若病人首次确诊时即有典型的多饮、多尿及体重减轻的症状,不必单纯采用饮食治疗。若无酮尿,可立即开始应用口服降糖药,同时配合饮食控制。若病人首次确诊后,没有症状或症状很轻者,可先进行单纯饮食治疗 1 个月。此段时间也可配合运动锻炼, 尤其是肥胖病人更应以运动减轻体重。

(2)非肥胖型病人于单纯饮食治疗 1 个月后,若空腹血糖仍高于 11.1 毫摩尔/升(200 毫克/升) 者,可开始给予磺脲类药物治疗。肥胖型病人经单纯饮食治疗 1 个月后,若空腹血糖高于 11.1 毫摩尔/升者可开始服用双胍类药或拜糖平, 经治疗两周空腹血糖仍高于 11.1 毫摩尔/升者可加服磺脲类药。

(3)肥胖型 2 型糖尿病病人,经饮食治疗 1 个月后,若空腹血糖高于 16.7 毫摩尔/升(300 毫克/升) 者,应开始服用磺脲类药治疗,用药 7~10 天,若血糖下降不显著,则加服双胍类药或拜糖平。

106.口服药物应在什么时间服用

正确选择口服药物的服用时间, 能更好发挥药物降糖作用和减轻药物的不良反应。不同种类的口服药物,其服用时间各有不同:①磺脲类,宜在餐前 20~30 分钟服用;②双胍类,在进餐中或吃饭后紧接着服用;③糖苷酶抑制剂,与吃第一口饭同时嚼服 ;④促胰岛素分泌剂,在餐前 15 分钟或餐前即时服用。

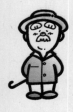

107.口服降糖药物使用中常见的错误做法有哪些

在使用口服降糖药物时，由于对药物的特点了解不够或急于降血糖，可能会导致一些错误的做法。常见的有：①错误联用。磺脲类药物的重复应用，如：消渴丸＋优降糖，美吡达＋糖适平。②服药时间错误。不管哪类药都在餐前服或饭后服。③用口服药物时忽视饮食和运动治疗，认为服药了就能把血糖降下来，如果血糖降不下来，可加大药量。④不能坚持有规律地服药。⑤复查血糖时不服药，认为服降糖药后测出的血糖不真实。其实，我们要了解的是服药期间的血糖水平。⑥药物种类更换太频繁，难以调节药物量。

108.老年糖尿病病人口服降糖药应如何选择

对于老年糖尿病病人应用口服降糖药时最怕出现低血糖反应，因老年糖尿病病人出现低血糖反应易引起心肌梗死及脑血管意外。因此，老年人在选择口服降糖药时应注意以下几点：①65岁以上的糖尿病病人一般不用双胍类药，可服用拜糖平等。②老年人应用磺脲类药应从小剂量开始，可采用第二代磺脲类药如糖适平、优降糖、达美康等，其中优降糖等有很强的降糖作用，但容易引起低血糖且难以纠正，老年人应避免使用。糖适平降糖作用缓和，不易出现低血糖反应，适合老年人服用。③老年糖尿病病人初次就诊时空腹血糖≥19.4毫摩尔/升(350毫克/升),重复检查仍如此,应立即用胰岛素治疗,但要争取在短期治疗后改用口服降糖药。

109.胰岛素治疗的适应证有哪些

下列病人应使用胰岛素:①1型糖尿病;②2型糖尿病酮症酸中毒、高渗性昏迷和乳酸性酸中毒伴高血糖时;③合并重症感染、消耗性疾病、视网膜病变、肾脏病变、神经病变、急性心肌梗死、脑血管意外;④因其他疾病需外科治疗时;⑤妊娠和分娩;⑥2型糖尿病病人经饮食及口服降糖药治疗后血糖未获得良好控制;⑦与营养不良相关的糖尿病。

110.胰岛素如何分类,各有什么特点

胰岛素可有几种分类方法,按药效时间长短分类可分为:(1)超短效胰岛素。注射后15分钟起作用,作用高峰在1~2小时。(2)短效胰岛素(速效)。注射后30分钟起作用,作用高峰在2~4小时,持续5~8小时。(3)中效胰岛素(低鱼精蛋白锌胰岛素)。注射后2~4小时起效,作用高峰在6~12小时,持续24~28小时。(4)长效胰岛素(鱼精蛋白锌胰岛素)。注射后4~6小时起效,作用高峰在4~20小时,持续24~36小时。(5)预混胰岛素。即将短

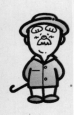

效胰岛素与中效胰岛素预先混合,可一次注射,且起效快(30分钟),持续时间长达16~20小时。目前,市场上有30%短效胰岛素与70%中效胰岛素预混和短、中效胰岛素各占50%预混两种。

111.怎样注射胰岛素

糖尿病是终生性疾病,胰岛素治疗是长期的,甚至一天要多次注射,所以病人一定要自己熟练掌握注射技术。①配备所需器具与物品:胰岛素制剂,70%酒精,消毒棉签,胰岛素注射器(1 ml)。②检查胰岛素制剂:是否在有效期内,是否密封无损。短效胰岛素外观澄清,若浑浊则不可使用,而中、长效胰岛素则浑浊为正常。使用中、长效胰岛素时应将胰岛素混匀,可放在双手间缓缓搓动,切忌上下剧烈摇动。③注射部位的选择:注射部位的选择不仅关系到药物的吸收与并发症的产生,而且可以减轻痛苦,有利于长期接受治疗。人体皮下注射的最佳部位是上臂三角肌处、大腿外侧、臀部外上1/4区、腹部(脐周围与腰周围部位),以腹部吸收最快。注射部位应交替使用:把每个注射部位划分为面积2厘米x2厘米的小方块,每次注射选一个小方块,两次注射点应间隔2厘米,如此左右交替注射,一定要避免在同一个小方块内连续注射。④抽吸胰岛素的方法:洗净双手后用酒精消毒胶盖,取消毒后注射器,抽适量空气,将针栓推至所欲取的胰岛素刻度,先将胰岛素瓶口朝上,把注射器刺入瓶口,推入空气,然后再倒置胰岛素瓶口朝下,轻轻拉出针栓至所需胰岛素剂量的准确刻度。如混合两种胰岛素时,一定要先抽短效的,后抽中、长效的。 注射器从胰岛素瓶中取出,如内含气泡,则应将针头朝上,轻弹针筒,使空气泡升到针筒颈部,然后轻推针栓使其排出。⑤注射胰岛素方法: 选好注射部位,用70%酒精从注射中心向周围环形消毒,待其自然干燥。右手持注射器,呈持笔状,左手可轻轻捏起皮肤或用拇指与食指将皮肤绷紧,注射针尖呈45°~50°角,刺入皮下。用右手拇指轻推针栓,使胰岛素缓慢注入皮下,一般约3秒钟完成,而后迅速拔出针头,可用干棉球搽拭注射部位,切勿用力挤压与揉搓。

112.胰岛素注射的先进技术有哪些

胰岛素注射技术的进步,给病人带来了很多便利,也减轻了病人的痛苦。现在比较常用的有:①胰岛素笔 。为笔型注射器,能随身携带,使用方便,注射剂量准确,注射时疼痛轻。新近发展的胰岛素笔剂量调整已精确到国际单位,一次最大注射量增至70单位,笔芯容量亦增大至300单位,使用更为方便,使病人愿意接受胰岛素治疗。②高压无针注射仪。使用永久性材料制成,使用寿命可达30万次。注射仪采用高压原理,使胰岛素在压力驱动下通过一个微孔以微型雾化的喷射流进入皮肤,并在注射部位的皮下组织中扩散。消除了因针头注射造成的

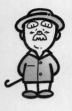

皮肤创伤和疼痛，使病人更易接受一日多次胰岛素治疗的方案，且经高压喷雾注射的胰岛素在皮下组织中呈弥漫状分布，药液吸收迅速且均匀一致，使餐前注射的胰岛素吸收更接近于进食诱发的胰岛素生理性分布状态。③持续性皮下胰岛素输注(胰岛素泵)。可根据病人血糖变化规律个体化地设定一个持续的基础输注量及餐前大剂量，以模拟人体生理性胰岛素分泌。持续性皮下胰岛素输注治疗在达到良好血糖控制后，低血糖发生率比一日多次胰岛素治疗低。

（夏义英）

第二部分　糖尿病

第三部分 恶性肿瘤

113.什么是肿瘤

肿瘤是指人体中正常的组织细胞在某些内、外因素长期作用下所产生的增生与异常分化所形成的新生物。肿瘤细胞的结构、功能和代谢方面明显不同于正常细胞,有超常的增生能力。这种增生与机体不相协调,常常破坏正常的组织和器官。人体除了毛发和指甲外,其他任何部位都可以发生肿瘤,并可发生于任何年龄。肿瘤大多表现为局部肿块,根据其对机体的影响,可分为良性肿瘤和恶性肿瘤。

114.什么是良性肿瘤

良性肿瘤通常生长缓慢,呈膨胀性生长,边界清楚,包膜完整;肿瘤分化好,色泽及质地接近正常组织,组织及细胞形态变异较小;手术切除肿瘤后一般不复发,不发生转移,预后良好。但位于颅内等重要部位的良性肿瘤,

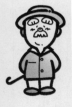

治疗不及时可危及生命。常见的良性肿瘤有腺瘤、纤维瘤、脂肪瘤、血管瘤等。

115.什么是恶性肿瘤

恶性肿瘤生长迅速,呈浸润性生长,边界不清,无包膜或仅有假包膜,常破坏周围组织。肿瘤分化差,组织及细胞形态变异较大,与相应的正常组织相差甚远。手术不易切除干净,容易复发或转移,晚期危及生命。

来源于上皮组织(皮肤、黏膜、腺体等)的恶性肿瘤称为"癌",常见的有肺癌、肝癌、胃癌、大肠癌、乳腺癌等,约占所有恶性肿瘤的90%;来源于间叶组织(脂肪、肌肉、骨骼、血管等)的恶性肿瘤称为"肉瘤",如脂肪肉瘤、骨肉瘤等。胚胎性恶性肿瘤称为母细胞瘤,如肾母细胞瘤。还有些恶性肿瘤沿用传统的名称,如恶性淋巴瘤、白血病等。

116.什么是癌前病变

所谓癌前病变,就是有些病就它本身不是癌,如果长期未能治愈,在它的基础上容易发生癌。常见的癌前病变有:

(1)黏膜白斑,多发生于口腔、食管、外阴、阴道、宫颈、阴茎等处。

(2)消化道息肉、慢性萎缩性胃炎。

（3）乳腺囊性增生病、乳腺导管内乳头状瘤和乳腺纤维瘤。

（4）重度子宫颈糜烂。

（5）易受摩擦部位的黑痣，如腰部、手掌、足底的黑痣。

（6）老年性皮肤角化症、皮肤慢性溃疡与皮肤乳头状瘤。

（7）隐睾、葡萄胎。

仅仅少数癌前病变可能演变成癌。发现癌前病变时，应采取正确的态度，主动定期复查，需要手术时积极手术，切不可背上沉重的思想包袱。

117.什么是癌症的转移

所谓癌症转移是指癌细胞从原发部位脱落后，通过各种途径抵达身体不相连续的部位，并继续生长形成新的同样性质的癌肿。恶性肿瘤通过淋巴道、血行、种植等方式转移。影响癌症转移的主要因素有以下 4 个方面。

（1）癌组织的分化程度。一般癌症的分化程度越低，转移发生越早。

（2）被转移器官的特点。癌症一般容易转移到血液供应丰富的器官，如骨骼、肝脏、肺、脑等。

（3）对原发癌肿的机械刺激。对癌肿过多的按摩及一些不必要的检查措施（如穿刺检查）可使癌细胞进入血液系统，增加转移的危险。

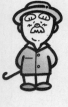

（4）机体的状态。病人的一般状况差，或者免疫功能低下，常增加癌症转移的机会。

118.人为什么会得肿瘤

人体发生肿瘤的原因很多，但人们普遍认为肿瘤的发生既与外源性致癌物的性质、强度和作用时间有着一定的关系，同时也与人体的内在因素有重要的关系。外源性致病因素主要为物理、化学性因素等。内源性因素则包括内分泌功能紊乱、神经精神因素、免疫状态和遗传因素等。尽管外源性致癌因素的存在使人们容易发生肿瘤，但是处于同样条件下，接触同质、同量致癌因素的人群中仅有少数人发病，可见外因必须在内因的基础上才能起作用。

119.癌症会遗传吗

癌症是否与家族遗传有关，这是大家普遍关心的问题。目前认为，癌症不是直接的遗传性疾病，但少数癌症的发病有家族聚集的倾向，家族中有人患癌，他的子女患癌的机会比一般人可多几倍。这些癌叫作遗传型家族性癌。包括食管癌、大肠癌、乳腺癌、胃癌、子宫内膜癌等。这种遗传因素形成的影响，在医学上称为遗传易感性。

人们通过观察逐渐认识到，生活方式和接触环境中的某些致癌物质能够增强人体对癌的易感性。也发现某些有先天免疫缺陷的病人,患癌的危险比正常人高得多。对于遗传型家族性癌来说,那些常有缺损基因的人患癌的可能性更大。遗传性表现最突出的是视网膜母细胞瘤,但发病率极低。大量临床资料证实,家中有癌症病人,后代不一定患癌。

此外,还发现极少数的癌家族,其家庭中约 1/3 成员先后患癌,而且男女发病率一样,多患同一种癌,这样的癌家族肯定与遗传有关。

有一些遗传性疾病不属于癌症,但是可以发生癌变,临床上称为遗传肿瘤综合征。如家族性结肠息肉症,息肉可以恶变为结肠癌,这种病人必须提高警惕,密切观察其家族成员。

癌症的遗传问题十分复杂。癌症的发生是一个目前尚未完全解开的谜。因此,当家中有人患癌时,切不可胡思乱想,要保持心情愉快,提高自身免疫力,学习和了解癌的知识,帮助家人树立抗癌信心。

120.癌症为什么会复发

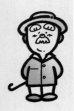

复发癌是指原发癌经治疗消退后,在原发癌所在的器官上又长出新的癌瘤,所长出的新癌瘤称为复发癌。癌症复发的原因是多方面的,其中最主要的因素是原发癌治疗不彻底。如手术未切除干净,放疗或化疗不彻底,这时表面上癌肿消失,但还残存一些癌细胞,这些残存的癌细胞在一定的内外诱因的作用下可引发癌症的复发。例如，生育期的女性癌症病人若痊愈后身体未得到彻底的康复就结婚怀孕，怀孕对病人精神、体力都是一种很大的消耗，同时引起体内内分泌的变化，这些情况都能降低身体的免疫力，使残存的癌细胞有机可乘，增加复发的机会。

121.常见化学性致癌物质有哪些

常见的致癌化合物是指多环芳烃化合物（3-4苯并芘和苯并蒽、甲基胆蒽即奶油黄、苯等），偶氮染料（β-萘胺），无机物如砷、石棉、铬、镍等，燃烧煤、石油、煤焦油、沥青、垃圾等，各种蒸汽机车、内燃机、机动车工作时都产生苯并芘等有害物质。1775年，首先有人报告打扫烟囱的童工，因为烟灰长期刺激阴囊而引起阴囊癌。1930年，有人从煤焦油中成功地提炼出特殊致癌成分3-4苯并芘，研究证明可引起皮肤癌、肉瘤等，后又发现偶氮染料中的萘胺可引起人的膀胱癌。

亚硝胺类及其前体物质亚硝胺类化合物也是很强的致癌物，它在低等和高等动物如鱼、青蛙、小鼠、狗、猪、猴等身上都能诱发肿瘤，主要引起食管癌、胃癌、大肠癌、肝癌等消化道肿瘤。亚硝胺类化合物主要用作工业上的溶剂、润滑剂和机动汽油的添加物，农业上用作杀虫剂等。它广泛存在于亚硝基化合物腌制过的肉、鱼、禽等食品中,存在于烟草、保存不好的谷类和质量较差的酒中。

其他致癌的化学性物质还有黄曲霉素、某些金属(镍、铬、砷等)、氯乙烯等氯化物,与肝癌、肺癌发生有关。

122.常见物理性致癌物质有哪些

日常生活中常见的物理性致癌因素主要有以下几种。

(1)放射线:如 X 射线、γ 射线等。放射线的致癌作用与其剂量、时间和照射方式有关。放射线与白血病、皮肤癌、骨肉瘤、甲状腺肿瘤及淋巴系统恶性肿瘤的发生有关。

(2)紫外线:长期接受阳光中紫外线照射者易患皮肤癌,尤其是白色人种。

(3)尘埃:动物实验证明,长期接触石棉纤维、玻璃纤维尘埃者可诱发肺或胸膜的恶性肿瘤。长期接触石棉的工人中,癌症发生率是普通人群的 3 倍。

(4)其他:烧伤瘢痕长期受到刺激易发生癌变;皮肤慢性溃疡可导致皮肤鳞癌。

123.空气污染与肿瘤发生有何关系

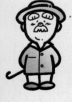

空气污染与多种肿瘤发生密切相关,尤其是肺癌。汽车运输、发电、冶炼、石油加工、城市柏油马路的铺设等都离不开燃烧,同时向大气排出各种污染物。在城市和工业区的空气中,含有多种致癌性化合物,其中以苯并芘含量最多。空气中的致癌物不仅能被人体直接吸入,还能污染土壤、水源及农作物,产生间接致癌作用。据测定,城市工业区周围小麦中的苯并芘含量比偏远农村高10倍多。

随着现代装修业的兴起,室内空气污染这个"隐形杀手"正借助装饰材料,潜入千家万户,给人们的生命健康带来威胁。据有关报道,家庭装修中采用的各种板材、墙纸、油漆中所含的苯、甲醛等成分,如果超过安全的浓度,就会影响到人体骨髓干细胞的增殖分化,导致白血病的发生。许多家庭喜欢用花岗岩等石材装饰地面,经有关测试,有的石材中含有大量致癌性放射线。

传统的烹调方式产生大量油烟也是居室空气的主要污染来源,油烟中的苯并芘等是致癌因素。根据动物实验,发现家用食油加热到270~280℃时,会产生大量的苯并芘。除油烟外,厨房里煤气炉灶燃烧(尤其是不完全燃烧)时,也能产生苯并芘;在厨房里,空气中苯并芘含量比普通房间空气中的含量高好几倍。室内空气污染在冬季门窗紧闭时尤为严重。人们应尽量减少热火炒菜,加强厨房排气与通风。

124.水质污染与肿瘤发生有关系吗,如何预防

城市中水质污染的罪魁祸首是潜伏在自来水中的三卤甲烷,包括三氯甲烷、二氯溴甲烷、三氯溴甲烷和三溴

甲烷4种氯化物。在用三氯甲烷对白鼠和狗进行的9项实验中,有5项证实能引发肝癌或肾癌,其他3种氯化物也有一定的致癌性。

三卤甲烷是自来水厂中用于消毒灭菌的氯与食物的渣滓和浮游生物等有机物相互反应的产物。随着水质的恶化,自来水中氯的投放量也与日俱增。此外,撒在田里的大量农药或除草剂,某些合成洗涤剂和工厂排出的有机溶剂及空气中的污染物也可能污染饮用水源,使致癌物进入自来水。

为了减少自来水中致癌物对人体的危害,应当采取积极的预防办法。个人和家庭不要饮用生自来水;提前将水装入容器放置,等三卤甲烷挥发一段时间后再用;尽量不使用合成洗涤剂。自来水厂改用臭氧和活性炭作为自来水的净化剂,可使三卤甲烷减少一半。让自来水中的有机物沉淀、减少后再投放氯,可使三卤甲烷减少45%。

125.哪些食品与癌症发生有关

科学家们发现腌制食品、熏制食品、霉变食品和日常应用的许多食品添加剂都与癌症发生有关。

(1)腌制食品。人们腌制食品时常加入亚硝酸盐作为防腐剂,此物进入胃内可在胃酸作用下与蛋白质分解产物胺类反应生成极强的致癌物亚硝胺。已知新鲜蔬菜、水果中的维生素C具有在胃内抑制合成亚硝胺的能力,从

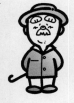

而减少亚硝胺对人的危害。所以,我们提倡吃新鲜的各种食物。

(2)熏制食品。熏制食品不仅表面有部分变焦,还附着许多烟雾微粒,所以,苯并芘含量很高,其中肉类熏制品中苯并芘的含量最高。熏制食品致癌性与食入量有关,因此应注意少食熏制品。

(3)霉变食品。谷物、大豆、花生等食品霉变后,含有大量的黄曲霉素等真菌毒素,有较强的致癌作用。食品在温暖、潮湿环境中易发生霉变,应放置在阴凉通风干燥处,且放置时间不可过长。

(4)食品添加剂。食品添加剂包括食用色素、香料、调味品和防腐剂。动物实验已证实,有些食品添加剂确实有致癌作用。我们应尽可能地食用天然食品或不含添加剂的食品。

126.蔬菜瓜果上的残留农药有致癌性吗

动物实验证明:"六六六"、"滴滴涕"等剧毒农药和某些植物生长激素有致癌性。虽然国家已明令禁止这些药品用于蔬菜瓜果,但有的菜农为了多赚钱,常不顾国家规定继续使用。农贸市场的蔬菜残留农药检测监督工作又没有跟上,蔬菜瓜果的卫生安全令人担忧。为了尽量减少残留农药摄入,蔬菜瓜果食用前应充分清洗。先用清水清洗,然后将蔬菜瓜果放在清水中浸泡1小时。有条件者用

1:5000的高锰酸钾溶液浸泡则效果更佳。带皮蔬菜瓜果最好削皮后食用。

127.高脂饮食会致癌吗

专家研究认为，当脂肪摄入量超过饮食总热量的40%时,易引起乳腺癌、大肠癌等。关于脂肪致癌的原因可能是:

(1)肉类中的不饱和脂肪酸分解产生丙二醛,动物实验证明后者对小鼠有致癌作用。

(2)高脂肪饮食致血中游离脂肪酸和胆固醇含量增高,对细胞免疫系统有抑制作用,使机体不能及时清除癌变细胞。

(3)环境中有许多脂溶性致癌物,它们只有溶解在脂肪中才能被吸收。高脂肪饮食增加了这些致癌物的吸收。

(4)脂肪与肠内的细菌和胆汁中的盐类相互作用,产生致癌物。

128.怎样烹调利于防癌

科学证明,当致癌物亚硝酸盐遇到2倍的维生素C时,就不能在人体内与胺化合成亚硝酸胺了。在许多蔬菜和水果中,都含有丰富的维生素C。要防癌就应避免维生素C在烹制过程中的损失。所以在烹调中应当注意以下几点。

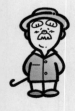

（1）蔬菜要先洗后切。这是因为维生素C易溶于水，又易氧化，化学性能不稳定。

（2）不要挤出菜汁。因菜汁中含有丰富的维生素C、酶等。如特殊烹调要挤出菜汁，也可利用菜汁来做汤。

（3）适当用点醋。烹调时如能放一点醋当佐料，不但味道鲜美，还具有保护维生素C的作用，因为维生素C在酸性环境中不易被分解。

（4）不宜用食碱。在烧煮豆类蔬菜时放些食碱，可使食物酥软，但会大量破坏食物中的维生素B和维生素C，并降低蔬菜的营养。

（5）多吃具有根茎的蔬菜。萝卜、南瓜、莴苣和豌豆中有一种酶，能分解亚硝酸胺和阻止致癌物质发生作用；白萝卜、胡萝卜中含有木质素，有抗癌功能。

（6）蔬菜类要旺火、急炒。这样做可以充分保存食物和蔬菜中的维生素C。此外，要少用蒸煮方法。

（7）不可烧焦。科学检验证明，鱼和肉烧焦的部分含有强致癌物质。因此，在烹调鱼、肉等食物时，千万注意不要烧焦，已经烧焦的部分不要食用。

129.吸烟会致癌吗

"饭后一支烟，胜似活神仙"，吸烟人总是为自己"吞云吐雾"寻找各种各样的借口。少数青少年出于好奇，或受周围吸烟人的影响，往往在"吸着玩"的情况下，学会了吸烟，天长日久养成嗜好。

其实,吸烟有百害而无一利。几乎全世界的医生都在向人们发出警告:吸烟对健康有害,它会使你患上癌症、冠心病、慢性支气管炎、肺气肿以及其他疾病,而最终导致死亡。香烟经燃烧分解后,可分解出多种物质,其中约有数百种物质对人体有害,有 30 种左右具致癌或促癌作用。其中的尼古丁,只要摄入 50 毫克就可致成年人死亡。

有人风趣地说:"当你点着一支香烟的时候,就把癌请进了你的生命。"吸烟与癌症的关系极为密切。吸烟者癌的发病率较不吸烟者高 7~11 倍,尤其是肺癌与吸烟的关系更为密切。据统计,约有 80%的肺癌是由于长期吸烟引起的,每日吸烟量越多,开始吸烟的年龄越小,吸烟年代越长,烟草焦油含量越高,则诱发癌的危险性也就越大。每日吸烟 25 支以上的吸烟者约有 12%会发生肺癌。动物实验也证明,吸烟可以诱发其他癌症,吸烟可以使口腔癌、喉癌、气管癌、胰腺癌、胃癌、宫颈癌、膀胱癌等发病率上升。

130.饮酒过多会致癌吗

多种癌症的发生与饮酒有关,主要是口腔癌、咽喉癌、食管癌和肝癌,与直肠癌、结肠癌和乳腺癌等也可能有关。

乙醇(酒精)饮料,无论啤酒、葡萄酒、黄酒或白酒,都可诱发癌症。乙醇致癌的作用方式目前尚不十分清楚,据推测,酒中可能溶解了某些致癌物质,如黄曲霉素、亚硝

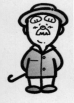

酸胺等,饮用这种污染的酒,可诱发癌症。另外,进入体内的乙醇,约95%在肝脏中进行分解代谢。大量饮酒,肝脏负担加重,可导致肝硬化,此时肝脏处理有毒物质(包括致癌物质)的能力降低,可诱发肝癌。

癌症的发生与饮酒量有一定的关系,一般认为偶尔饮少量酒无明显诱发癌症的作用,而长期嗜酒者癌症发生的危险性明显增加。饮酒与吸烟之间有很强的协同致癌作用,同时大量吸烟和酗酒所造成的致癌危险,比单独一种的致癌危险成倍增加。调查资料显示,每天吸烟在30支以上和饮酒121克乙醇以上(通常饮1小杯白酒或1大杯啤酒大体上相当于10~12克乙醇)的人,食管癌的发病率比每天吸烟在9支以下和饮酒40克乙醇以下的人高出155倍。

131.为何要对健康人进行癌症知识的健康教育

有些人对自己的健康过于自信,比如认为自己年轻时练过武术、游泳、打过篮球,至今连一次感冒也没得过,无论吃什么、怎么吃都没有闹过肚子,喝多少酒也不要紧,确信自己与医生、疾病无缘。有些人甚至出现了便血现象,也不对家里任何人说。当家人劝他去检查时,常随便找一些理由,一拖再拖。还有一些人,当出现便血等明确的癌症疑点时,不听医生的建议,坚持认为自己得的是痔疮,拒绝进一步检查。

　　不管是拖着不看也好，还是固执己见也好，癌症可是不管三七二十一照样生长，并向各处转移，最后失去手术机会。那么，这种固执的看法和心理变化是怎么产生的呢？仔细想来，大概正是因为癌症本身是一个可怕的疾病，而病人从一开始就认定得了癌症，就是死亡，从而拒绝有关癌症诊断的一切检查治疗。

　　这就提示我们，对于健康人进行癌症知识的教育是多么重要。必须认识到：癌症不是什么特殊疾病，也不是什么可怕的疾病，而是一种常见的疾病。治愈癌症，不使其危及生命，在目前特效药只有一个，那就是早期发现、早期治疗。将这一概念广泛、深入地普及，提高普查检出率，是当务之急。

132.社会心理因素与癌症的发生及预后有何关系

　　近年来，不少医学研究都证实了精神刺激与癌症的发生有关。调查发现，癌症前期有明显心理刺激者为76%，而一般内科病人只有 32%。从受到的精神刺激强度来比较，癌症病人受到的精神刺激强度比一般病人要强。癌症心理学研究发现，存在有克制自己、压抑愤怒、不满情绪及有不安全感的人易患癌症。美国癌症研究所对早期进行手术治疗的肿瘤病人观察发现，对治疗怀疑、丧失信心、焦虑者常常复发；有压抑及克制情绪者往往预后不良。

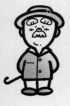

心理、社会因素是如何影响癌症的呢？目前认为主要是不良情绪对机体免疫机能有抑制作用，从而影响免疫系统识别和消灭癌细胞的"免疫监视"作用。但并非所有受到强烈刺激和承受巨大精神压力的人都会患癌。癌症的发生发展与个人的性格及对压力的反应类型有关，癌症病人多是性格孤僻、沉默、情绪忧郁的人。因此，培养乐观开朗的性格，经常参加有益身心健康的集体活动，学会在紧张的生活中放松自己，善于解脱恶性精神刺激等都是重要的防癌措施。此外，安定的社会环境、和睦的家庭生活、富裕的社会福利保障，以及坚定的信仰等社会、心理因素，都有助于减少癌症的发生。

133.哪些是导致肺癌发生的危险因素

　　肺癌的病因复杂，一般认为可能与下列因素有关。

　　(1)吸烟。肺癌与吸烟，特别与吸纸烟的关系比较密切。约有 3/4 的肺癌是由吸烟引起的。吸纸烟者肺癌死亡率比不吸烟者高 10~13 倍。

　　(2)空气污染。约 20 年前，云南省宣威县肺癌发病率很高，经研究发现主要原因是由于烧煤污染室内空气，空气中含有大量苯并芘等致癌物质。经改造炉灶、建造烟囱将燃煤时产生的煤烟排出室外，10 年后，居民肺癌的发病率明显地降了下来。

第三部分　恶性肿瘤

（3）过量接触致癌物。目前比较公认过量接触无机砷、石棉、铬、镍、煤焦油和煤的其他燃烧物以及二氯甲醚和氯甲甲醚等与肺癌发生有关。

（4）炎症刺激。肺结核、慢性支气管炎病人中肺癌发病率较高，可能与炎症长期刺激有关。

134.肺癌的高危人群有哪些

（1）吸烟。吸烟20年以上的，20岁以下开始吸烟的，每天吸烟20支以上的。三个"20"里，只要有一条，就非常容易患肺癌。此外，有的人习惯一支接一支抽，一根香烟短到不能再短才扔掉，还有的人吸的时候吸得非常深，大部分烟都吸入了肺部，还有的人有慢性支气管炎，仍然"坚持"吸烟，这些行为都是非常有害的。

（2）慢性肺部疾病病人。如慢性支气管炎、肺结核等，这些病人患肺癌的危险也较一般人高。

（3）经常接触致癌性气体、粉尘者。如接触煤气、沥青、炼焦的工人肺癌发病率较一般人群为高。体内外接受过量放射线照射者及接触无机砷、石棉、铬、镍等的人也容易得肺癌。如接触量大，接触时间长，又缺乏防护，这些人群发生肺癌的危险比普通人群高。

因此，有关部门一定要及时采取措施，进行职业病防治，同时也要向劳动者作好宣传，保证劳动者的健康。

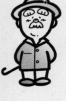

135.导致胃癌发生的因素有哪些

胃癌的发生与下列因素有关。

(1)饮食因素。喜吃烫食、饮烈性酒等会引起胃黏膜的损伤,甚至诱发胃癌。

(2)生活习惯。高盐食物能增加对胃黏膜的损害,经常吃高浓度盐腌食品的人易发生胃癌。

(3)亚硝胺类化合物。亚硝胺存在于某些食物里,如熏鱼、腌肉、香肠等食品,它既是引起胃炎的原因,也是引起胃癌的因素。

(4)遗传因素。调查发现,胃癌与A型血有联系,同时发现胃癌又常见于近亲血缘中, 由此推测遗传因素与胃癌发生有关。

(5)环境因素。胃癌多发于高原气候温带,如处于旱区和半旱区的黄河上游、河西走廊。

(6)胃部癌前病变。如慢性萎缩性胃炎、胃息肉、经久不愈的胃溃疡。

(7)不良的生活习惯。如吸烟等。

(8)精神因素。如多愁善感,长期情绪抑郁等。

136.胃癌的高危人群有哪些

(1)40岁以上有慢性胃病史,或近期出现消化不良者。

（2）有恶性贫血、胃息肉、胃肠吻合术 10 年以上、萎缩性胃炎、肠上皮化生、胃黏膜上皮异型增生及拟诊良性胃溃疡,但最大刺激胃酸分泌试验仍缺酸者。

（3）喜高盐饮食(包括腌制品)和熏制食品者,长期酗酒和吸烟者以及少食新鲜蔬菜者。

（4）精神受刺激和抑郁者。

（5）有胃癌和食管癌家族史者。

137.哪些是导致肝癌发生的危险因素

（1）肝硬化和肝炎。原发性肝癌合并肝硬化者占50%~90%,在我国多为乙型、丙型病毒性肝炎后肝硬化。肝癌病人中血清乙型肝炎表面抗原(HBsAg)阳性率可达90%,显著高于健康人群,提示感染乙肝病毒可诱发肝癌。最近发现丙型肝炎病毒感染与肝癌发生也密切相关。

（2）黄曲霉毒素。动物实验已经证实,食用黄曲霉素污染的霉玉米、花生、大豆等可以直接导致肝癌发生,因为黄曲霉素的代谢产物黄曲霉素 B_1 有强烈的致癌作用。

（3）饮用水污染。饮用水特别是地面水常被化学致癌物污染。肝癌高发区江苏省启东市报道,饮用地面沟塘水的人群中肝癌死亡率远高于饮用井水的人群。近年来发现,池塘中生长的蓝绿藻是强致癌植物,可污染水源。

（4）寄生虫病。主要指肝吸虫即中华分枝睾吸虫,这种寄生虫常常寄生于淡水螺和鱼中,进食后可导致肝小

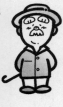

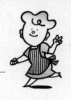

胆管感染,诱发肝癌。

(5)其他化学致癌物。与肝癌发生的化学致癌物还有亚硝胺类化合物、酒精、有机氯农药等。

138.哪些是导致食管癌发生的危险因素

食管癌的发生可能与下列因素有关。

(1)食管慢性刺激。进食过烫、过快,食物粗糙、质硬,饮用浓茶、烈酒,吸烟,摄食辣椒、蒜等刺激性食物,这些因素都可长期刺激食管黏膜,诱发食管癌。慢性食管炎、食管良性狭窄、食管裂孔疝病人的食管癌发病率较高,也说明食管癌的发生与食管黏膜遭受长期刺激有关。

(2)饮食因素。经常食用含高亚硝胺或霉变食物,如咸菜、萝卜干、酸菜等,是食管癌的重要发病因素。缺乏营养,如膳食中长期缺乏动物蛋白质、脂肪、新鲜水果等,缺乏各种维生素均可导致食管癌的发生。

(3)微量元素。研究认为,水土中的钼、硒、镁、锌、钴、锰等微量元素含量偏低,与食管癌的发病有关。

(4)遗传因素。调查发现,我国河南林县食管癌高发区的居民迁移到外地后,食管癌发病和死亡率仍保持较高水平,说明遗传因素在食管癌发病中占有一定地位。

139.哪些是导致乳腺癌发生的危险因素

乳腺癌的病因至今尚无定论，可能与下列一些因素有关。

（1）遗传因素。调查表明,有家族史的妇女其乳腺癌发生率较无家族史的要高,可能与遗传因素有关。这些妇女有对乳腺癌的易感体质和病变内因。

（2）初潮及绝经年龄。月经初潮年龄和绝经年龄与乳腺癌发生有关,初潮年龄早于13岁者发病的危险性为初潮年龄大于17岁者的2.2倍,而绝经年龄大于55岁者比小于45岁者危险性增加1倍。

（3）生育因素。乳腺癌的发病率随初产年龄的推迟而增高,如20岁前足月生产第一胎的妇女,其乳腺癌发病率仅为初产年龄在30岁以后者的1/3。哺乳可降低乳腺癌的发病危险性,而且第一胎生产后哺乳时间越长,发病危险性越低。

（4）饮食因素。高脂肪饮食与乳腺癌发生有一定关系。随着饮食习惯的改变,高脂肪食物摄入量增加,我国城市女性乳腺癌的发病率逐渐增高, 特别是在一些大城市,女性乳腺癌的发病率已经与欧美国家持平了。

（5）乳腺良性疾病。乳腺良性疾病指乳腺小叶增生及乳腺纤维瘤等。临床观察发现, 患有乳腺良性疾病的女性,发生乳腺癌的机会较大。

（6）放射线。放射线与乳腺癌的发生具有明确的关

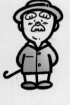

系,日本长崎原子弹爆炸时的幸存者中,患乳腺癌的比率明显增加。儿童及青少年时期接受过胸部放疗的,长大后患乳腺癌的机会也增加。

（7）其他因素。机体免疫功能低下,乳房有外伤刺激或戴乳罩时间过长,吸烟、饮酒等都是易患乳腺癌的因素。

140.乳罩佩戴与乳癌发生有关系吗

美国专家研究表明,戴乳罩时间的长短和乳腺癌的发病有关。调查发现,每天戴乳罩12小时以上者,其乳腺癌发生率比戴乳罩少于12小时者增加21倍。每天戴乳罩接近24小时者,则乳腺癌的发病率更高。专家们同时发现,乳罩压迫越紧,乳腺癌的发病率越高。

专家认为,乳罩对乳房长时间地紧密压迫,会减少和阻止乳房内淋巴液的回流。淋巴液是清除机体内毒素和抵抗外界感染的重要卫士,是机体免疫系统的重要组成部分。淋巴回流一旦受到影响,体内杀死癌细胞的能力就会明显降低,患乳腺癌的机会就会相对增多。专家告诫:女士戴乳罩时不要压迫过紧,时间不宜过长,晚上睡觉时不要戴乳罩,以增加乳房内淋巴回流。

第三部分　恶性肿瘤

141.哪些是导致鼻咽癌发生的危险因素

鼻咽癌发生可能与下列因素有关。

(1)EB病毒感染。调查显示,高发区3~5岁的幼儿几乎90%~100%有EB病毒感染,30~50岁年龄组EB病毒感染率仍较高,并和鼻咽癌发病率呈正相关。

(2)进食化学致癌物。过多进食咸鱼、腌菜等含化学致癌物的食物,进食此类食物年龄愈小,进食次数愈多,危险性愈大。

(3)吸烟。通过吸烟或吸入某些烟雾而使鼻咽部长期暴露于某些致癌物。

(4)摄镍过多。过多摄入高含量镍的粮食和饮用水,镍为促癌因素,可促进亚硝胺诱发鼻咽癌。

(5)遗传因素。鼻咽癌的人群聚集性及家族聚集性现象非常明显,染色体的异常可作为遗传易感性的标志。

142.宫颈癌发生与性行为有关吗

150年前人们就发现在修女中宫颈癌极罕见,继之许多研究指出性混乱与宫颈癌密切相关。1989年美国一项研究表明,性伴侣数多于10个者在宫颈癌新发病例中占36%,说明多个性伴侣与宫颈原位癌及宫颈癌均有明显的相关性。流行病学研究还发现,初次性生活年龄过早,如小于18岁者,比25岁以上者患病危险性高12.3倍,有

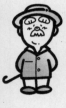

人认为这与青春期宫颈处于鳞状上皮化生时期，对致癌物较为敏感有关。一些学者研究表明：宫颈癌配偶的性伴侣数较多；宫颈癌病人的配偶大多有各种性病史，包括生殖器疣、淋病、生殖器疱疹；而配偶经常用避孕套的妇女则宫颈癌危险性低。包皮环切者的妻子宫颈癌的相对危险性很低。我国江西省靖安县通过对415例宫颈癌病人的研究表明，初次性交年龄的提前、本人及丈夫婚外性伴侣数的增加，使发生宫颈癌相对危险性上升。丈夫有两个婚外性伴侣者，其妻子发生宫颈癌相对危险性上升5倍。

143.哪些是导致前列腺癌发生的危险因素

近年来，我国前列腺癌的发病率有上升的趋势，其发病可能与以下因素有关。

(1)年龄。前列腺癌多见于老年男性，其发病机会随年龄增大而增加。

(2)性激素。研究证明，切除睾丸者体内雄激素水平下降，可有效抑制前列腺癌的生长。

(3)高脂肪饮食。喜食猪、牛、羊等红色肉类者患前列腺癌的危险性最大。

(4)性生活。性生活无节制，有多个性伴侣者易患前列腺癌。

(5)遗传因素。前列腺癌病人的子孙和兄弟，其发病的机会高于一般人群。

（6）其他。过量饮用咖啡和酒类,缺乏维生素 D 等都会增加患前列腺癌的风险。

144.哪些是导致白血病发生的危险因素

白血病俗称"血癌",是常见的人体血液系统恶性肿瘤。许多因素和白血病的发病有关,常见的有以下几种。

（1）病毒。病毒感染可能是人类患白血病的主要原因之一。实验证明,C 型病毒可引起小白鼠白血病。

（2）放射线。一次大剂量或多次小剂量放射线照射均可诱发白血病, 日本广岛原子弹袭击的幸存者中白血病发病率比普通人群高 30 倍。

（3）化学因素。多种化学因素可诱发白血病,苯的致白血病作用最强。氯霉素、乙双吗啉等也有致白血病作用。

（4）遗传因素。家族性白血病约占白血病的 0.7%,单卵孪生子中如一人发生白血病, 另一人的发病率高达 20%,大大高于双卵孪生子。

145.哪些是导致大肠癌发生的危险因素

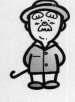

大肠癌是仅次于胃癌和食管癌的常见消化道恶性肿瘤。大肠癌的致病原因尚不明确,主要有饮食因素,并与癌前病变有明显的关系。

（1）饮食因素。高脂肪饮食或食物中缺乏纤维素，导致粪便在肠道内停留时间较长，结果使粪便中的致癌物质对肠壁作用时间延长，并促进肠道对致癌物质的吸收，便秘也是导致大肠癌的主要因素之一。

（2）血吸虫病。血吸虫病流行区大肠癌的发病率较高，因为大肠黏膜上血吸虫卵长期沉积可造成黏膜的慢性炎症病变，并在此基础上诱发大肠癌。

（3）结肠炎。有报道慢性结肠炎病人约有10%~20%发生癌变，出血性溃疡性结肠炎癌变危险性更大，患病超过10年者，约有50%发展为癌。

（4）大肠腺瘤。多发性家族性大肠腺瘤是由于染色体发生遗传变异而出现的癌前病变，为显性遗传疾病。其后代40%~50%可发病，一般8~10岁开始患腺瘤，如不治疗，40岁前后100%发生癌变。

146.皮肤癌发生与曝晒有关系吗

有关动物实验证明，大剂量紫外线照射可使动物皮肤老化，并发生皮肤癌。太阳光中紫外线对人类皮肤的危害与其波长有关，波长越短，对皮肤危害越大，短波紫外线甚至可穿过皮肤真皮层。大气层中的臭氧层原来可将太空中99%的短波紫外线吸收，日益严重的化学污染破坏了臭氧层，增加了太阳光中紫外线对人类皮肤的伤害。有关研究数据表明，大气层中臭氧原子每减少10%，地球上紫外线的照射会增加 2%~3%，黑色素瘤的发病率则增加 1%~1.5%，而鳞状和基底细胞癌的发生率将增加 2%~6%。

医学专家劝告人们减少在烈日下曝晒时间，如确实喜欢日光浴，应做好防护，如戴太阳帽、涂防晒霜等，以预防皮肤癌的发生。

147.常见肿瘤诊断方法有哪些

恶性肿瘤的早期诊断首先取决于病人本人对疾病的认识，人体如果出现了癌症的可疑信号，就应该立即去医院就诊。同时，定期参加防癌检查，也是早期发现癌症和及时治疗癌症的最好机会。就诊时病人首先应向医生详细叙述病状，回答医生提出的各种问题。医生在进行全面的体格检查后，可针对性地采取下列辅助检查方法。

（1）X 线检查。胸部 X 线检查适用于肺部原发性肿瘤或转移性肿瘤病人，骨骼 X 线检查适用于骨肿瘤的诊断。而钡餐及钡剂灌肠 X 线检查则适用于胃和肠道肿瘤的诊断。

（2）超声波检查。对于鉴别甲状腺、肝、胰腺和卵巢等实质性脏器内的病变是囊性还是实体肿瘤特别有用。

（3）计算机 X 线体层摄影(CT)检查。适用于全身各器官系统的检查，能准确地显示小于 1 厘米肿瘤的轮廓。

（4）磁共振成像。适用于脑和脊髓肿瘤及软组织和骨肿瘤的诊断。

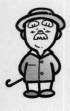

（5）血管造影。通过准确的动脉插管并注入造影剂，可获得任何器官有价值的诊断信息。近年来数字血管造影对发现小的肿瘤提供了更高的诊断准确性。

（6）放射性核素扫描。甲状腺扫描可以确定甲状腺内的结节性质；骨扫描有助于确定癌症病人的骨转移；肝扫描可用于一些转移性肝癌在穿刺活检时的定位。

（7）内镜检查。胃镜用于检查食管癌和胃癌的诊断，肠镜用来检查直肠和结肠的癌症，喉镜和支气管镜可用于检查上呼吸道和下呼吸道的癌症，腹腔镜用来检查肝、卵巢和腹膜的可疑肿瘤，膀胱镜用于膀胱肿瘤的诊断。

（8）病理学检查。包括细胞学和活组织检查，癌症的最后确诊都必须有病理学检查加以证实。

（9）生物标志物检查。某些癌症病人的血清中存在肿瘤标志物，通过这些标志物的检测可用于肿瘤的诊断。如血清中甲胎蛋白（AFP）水平异常增高可用于诊断肝癌。

148.癌症主要治疗手段有哪些

根据癌症的种类及扩散程度的不同，其治疗方法也各异。一般可分为局部疗法和全身疗法两种。局部疗法包括手术和放射治疗；全身疗法包括化学、激素、免疫疗法等。

对形成肿块的实体瘤，手术是治疗的首选方法，通过手术能将肿瘤及周围部分组织一起切除，特别对尚处于早期的肿瘤,效果最好。若实体癌病灶已扩散,有淋巴结转移,特别是有血液或种植转移时,往往首先给予化学疗法等全身治疗。

对一些不形成肿块的癌症,如有"血癌"之称的白血病,由于癌细胞都在骨髓和血液中,随血液循环全身流动,化学药物往往是首选的治疗方法。

有的癌症如恶性淋巴瘤、鼻咽癌等放射治疗效果最好。

149.癌症病人怎样选择治疗方法

目前,治疗癌症主要有化疗、放疗、手术和中医药治疗等四种疗法。这四种疗法,在治疗中各有其优点和不足。

化疗,是用化学药物来杀灭癌细胞的方法。其特点是药力猛,能快速杀灭癌细胞,见效较快;但由于选择性差,在杀灭癌细胞的同时,可对正常细胞起杀伤作用,因此副作用较大。化疗适用于癌症早期且体质较好的病人。

放疗,是利用放射线杀伤局部癌细胞的疗法。适宜于局部肿瘤病人,对癌症早期病人效果较好,不足之处是副作用大且无法祛除病根。

手术,即切除局部肿瘤。适宜于早期尚无转移的肿瘤病人。其优点是能切除癌肿原发病灶,对早期癌症病人效果较好。但对分散的、不可见的癌细胞无法消除,不能根

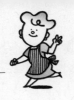

除病因,不适宜于晚期和年老体弱的病人。

中医药治疗,是按中医理论,运用中药治疗的抗癌方法。一般有内服、外贴或内外结合等方法,适宜于癌症治疗的全过程。既能杀伤癌细胞,又能增强机体免疫功能和调整机体的阴阳失衡,并对化疗、放疗所引起的副作用还有较好的矫正效果。但由于药物作用起效慢、疗程长,有时会延误治疗良机。

因此在一般情况下,早中期局限性的肿瘤,可用手术摘除或放疗、化疗等治疗方法,争取尽快消除或控制原发病灶,减少癌肿转移或扩散的可能。而对年龄较大且体质虚弱或晚期已有转移的癌症病人则适宜于中医药治疗。相对于手术、放疗、化疗,则中医药治疗比较安全、稳妥。

150.为什么说手术是癌症主要的治疗方法

发生在人体内的恶性肿瘤,除极少数如白血病等不形成肿块外,95%以上的癌症最后都形成肿块即实体瘤,因此,手术切除是治愈实体瘤的首选方法。特别对尚未扩散和转移的早期癌症来说,手术切除更可以根治,效果最好。对已发展到中期的癌症,癌细胞可能已转移到附近的淋巴结或浸润到邻近组织,手术除把肿瘤切除外,还可作淋巴结清扫和扩散病灶的剥离,起到根治的目的。即使对扩散和转移范围较大的晚期肿瘤,仍可采用"姑息性手术",切除癌肿的大部分,再结合化疗或放疗等方法。所以对实体瘤来说,手术是所有治疗方案中首先应考虑的,也是效果最好、最重要的治疗方法。

151.癌症病人手术前应做哪些准备

手术是治疗癌症的主要方法,术前准备工作是否充分,直接关系到手术的成功率。因此,不管是癌症病人还是病人家属都要十分重视术前的准备工作。

(1)树立信心。术前病人应了解手术的必要性及一些需要特别注意的事项,对于手术可能出现的并发症及危险性应正确地理解和对待,对医护人员要有充分的信心。

(2)加强营养。如没有特殊限制,术前应尽可能多进食一些高蛋白、富含维生素的食物及水果蔬菜,如牛奶、鸡蛋、鱼、苹果、橘子等,以改善营养状况,提高对手术的耐受性。术前1~2天应吃易消化食物,以减轻术后腹胀。

(3)防止呼吸道感染。术前两周应戒烟,以减少呼吸道感染的机会。胸、腹部手术病人应在医护人员指导下学会如何用双手保护切口、咳嗽排痰、深呼吸等,以增加肺通气量,减少肺部感染的机会。

(4)练习床上排便。因术后需要一段时间卧床,术前练习以便使术后能很快适应,以避免尿潴留和便秘等症状。

(5)做好个人卫生。为了减少切口感染的机会,术前应洗澡、更换干净的内衣裤。

(6)充分休息。术前晚上应保证有良好的睡眠,精神紧张者适当服用镇静安眠药物。

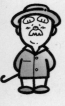

152.何谓化学疗法

化学治疗简称化疗,指用化学合成的药物来杀灭肿瘤细胞的治疗方法,目前已成为和手术、放射并列的治疗肿瘤的三个主要手段之一。

化学治疗始于20世纪40年代至60年代末,大部分目前常用的化学药物都已被发现,到了70年代,更多的肿瘤治疗有了比较成熟的化疗方案,而80年代以后,化疗能根治一些肿瘤的概念已被普遍接受,人们不再把化疗看成晚期癌症的姑息治疗手段。

化疗药物在杀灭肿瘤细胞的同时,对人体正常细胞也会产生一定的影响和损伤,在治疗的同时,会产生一些不良反应。常见的有:

(1)胃肠道反应。表现为食欲减退、恶心、呕吐、腹痛、腹泻等。

(2)骨髓抑制。表现为白细胞和血小板减少,可导致免疫功能低下,继发感染。

(3)脏器功能损害。易造成肝肾功能损害、肺纤维化、心肌损害、性功能障碍等。

(4)脱发。

肿瘤化疗过程中出现的不良反应往往是导致化疗中断的主要原因,因此临床医生应尽可能地预防和减少各种不良反应的发生,同时病人也应做好思想准备,掌握常见化疗的基本知识,树立生活的信心和勇气,积极配合医生,努力完成化疗过程。

153.怎样预防和治疗化疗引起的呕吐

呕吐是化疗后引起的最常见的胃肠道反应, 严重的呕吐甚至会使化疗难以继续进行。

为避免化疗引起的呕吐,化疗期间,病人宜进食清淡食物,多吃水果,如西瓜等食品,不宜过多进食辛辣及油腻之物, 进食后宜安静休息 1 小时, 如感到恶心时要放松,可做深呼吸、听音乐、看喜爱的电视节目等。与亲人朋友说话,也可分散注意力,减轻恶心的感觉。同时,可口服或肌注止吐药物,如胃复安、氯丙嗪、异丙嗪、地塞米松等。如发生呕吐则取侧卧位,以防误吸。呕吐物要及时清理,并嘱病人漱口。频繁呕吐时应补液,注意电解质平衡。

近年来,如昂丹司琼(枢复宁)、格拉司琼(康泉)、托烷司琼(呕必停)等一些新药已逐渐应用于临床,具有较好的止吐效果。

154.何谓放射疗法

放射治疗简称放疗,指用放射性物质所释放的射线杀伤癌细胞的治疗方法。其优点是在保存脏器形态和机能的情况下,达到治疗的目的。

放射疗法和外科手术一样,都被称为局部疗法,临床上只有对放射线敏感的肿瘤才适用于放射治疗。根据对放射线敏感程度的不同,一般可将肿瘤分为三类。

　　(1)放射敏感肿瘤。如恶性淋巴瘤、肾母细胞瘤、鼻咽癌等,放射治疗效果最好。

　　(2)中度敏感肿瘤。如皮肤癌、子官颈癌、食管癌、肺癌等,放射治疗有效。

　　(3)放射不敏感肿瘤。如骨肉瘤、纤维肉瘤、黑色素瘤等,放射治疗效果差。

　　若肿瘤已发生转移,则不能单靠放射治疗,还需加用化学药物、免疫调节药物等全身治疗方法。目前,国内常用^{60}钴和直线加速器两种装置的放射治疗。

155.放射疗法有何副反应

　　放射线在杀伤肿瘤细胞的同时,可对周围正常组织产生不良影响,即通常所说的"放射损伤"。由于照射部位和剂量的不同,引起的损伤也不同。常见部位的放射损伤有:

　　(1)腹部放疗。可引起放射性肠炎,表现为腹泻、腹痛、便血,症状出现的时间可长可短,有的在放射治疗后马上出现,有的一直要到数月甚至数年后才出现,须引起注意。

　　(2)肺部放疗。可引起放射性肺炎、肺纤维化等,表现为干咳及呼吸困难等。

　　(3)肝肾放疗。易造成肝肾功能损害。

此外,还可以引起放射性膀胱炎,表现为血尿及尿频、尿痛等;出现胃肠道反应如恶心、呕吐等;对血液系统的影响表现为白细胞下降。因此,为防止和减轻副作用的发生,在进行放疗时应注意对重要脏器的保护,正确计算放射剂量和照射野,同时须配合全身的支持治疗。

156.中医中药在肿瘤治疗和康复中有何作用

肿瘤病人在手术、放疗、化疗过程中,常会出现许多不良反应,对正常组织器官产生不同程度的损伤如骨髓抑制、免疫功能抑制、肝肾毒性及内分泌功能的失调和紊乱,造成病人生活质量的明显下降。而中医中药在扶正固本、增强调节机体免疫功能、减轻治疗不良反应方面有其独到之处,如与手术、化疗、放疗结合,发挥各自的优点,能起到增效减毒作用,更好地提高病人生存质量,延长生存期。同时,中医中药能促进病人食欲及全身状况的改善,促进机体免疫功能及各器官功能的恢复,对上述治疗带来的免疫功能低下,食欲减退,骨髓、肝肾功能不良等问题有较好的调节作用。

当然也应该看到,单纯的中医中药治疗,对消除局部病灶、消灭癌细胞方面作用不大,抗肿瘤疗效重复性也较差,因此不能过多地依赖中医中药,应采取中西医结合方法,取长补短,合理应用,以提高肿瘤的治疗效果。

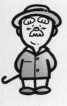

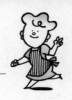

157.如何早期发现肺癌

支气管肺癌简称肺癌,是肺部最常见的原发性恶性肿瘤。早期肺癌几乎毫无症状,诊断较困难,约 5%~10%的早期肺癌病人没有任何症状,只有在 X 线体检时才得以发现;90%以上的病人有症状,但并没有引起重视。那么,如何才能早期发现肺癌呢?

肺癌的症状主要有咳嗽、咯血、胸痛、呼吸困难以及肿瘤引起的阻塞、压迫和肿瘤转移表现的各种症状。为早期发现肺癌,首先应普及肺癌防治知识,使广大群众知道肺癌的早期症状。因此,有下列表现时要警惕肺癌的可能。

(1)40 岁以上发生经常规治疗无效的刺激性咳嗽,时间持续 2 周以上;慢性咳嗽病人其咳嗽变为刺激性干咳,痰中带血,有明显胸痛者。

(2)肺结核病人经正规抗痨治疗无效,X 线发现病灶阴影进行性增大,有节段性肺炎或肺不张及偏心空洞者。

(3)高危人群,如长期吸烟者、工矿职工、长期接触放射性物质以及有家族肿瘤病史者。

(4)有非特异性全身性皮肤、神经、内分泌表现异常者,如肥大性骨关节病、杵状指(趾)、肌无力样综合征等病人。

出现上述症状,并不等于已患了肺癌,只是提示您应该马上到医院作进一步的检查,如全面细致的体格检查、胸部 X 线检查、痰脱落细胞检查,必要时作纤维支气管镜检查、血清学检查和胸部 CT 检查,以便明确诊断。

第三部分 恶性肿瘤

158.如何早期发现胃癌

胃癌防治和其他癌症一样,关键在于"早"字,即早发现、早诊断、早治疗。那么,怎样才能早期察觉,防患于未然呢?

一般来说,胃癌病人大多数为男性,平均年龄大约在50岁左右。由于胃癌早期往往无明显或特殊症状,不易引起人们注意。当癌肿发展到影响胃的功能并形成溃疡,甚或发生胃壁蠕动和胃容积改变时,才出现明显的症状,而此时,病情已属晚期,已失去了最佳的治疗时机。因此,当出现某些消化道病症,特别是有下列情况时应警惕可能患有胃癌,须作进一步检查。

(1)原因不明的食欲不振、上腹部不适、贫血、消瘦,特别是中年以上者。

(2)原因不明的呕血、黑便或大便潜血试验阳性者。

(3)消化性溃疡病人腹痛失去原有的规律性,胃痛发作时,常规用药无效者。

(4)多年前因胃良性疾患曾作胃大部分切除,近期又出现消化不良、消瘦、贫血和胃出血等症状。

(5)上腹压痛、饱满或触及包块,锁骨上淋巴结增大者。

在胃癌病人中,约有65%的人有4年以上的胃病史,如:萎缩性胃炎、胃溃疡以及胃黏膜中度和重度不典型增

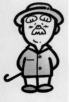

生和胃息肉等。因此,对长期患胃部疾病的50岁以上的男性,近期上腹疼痛的规律发生改变,虽经系统治疗2~3月仍无明显好转或反复发作时,应引起足够的重视,及早进行有关专项检查,均不可掉以轻心,切忌以"老毛病"为由而随意服点胃药算数,从而延误早期诊断和治疗。

159.如何早期发现肝癌

肝癌素称"癌中之王"。其起病隐匿,早期症状通常不明显,待出现典型症状时,往往已到了中晚期,治疗效果不佳。怎样才能做到早期发现肝癌呢?

流行病学调查发现,大约90%的肝癌与乙型或丙型肝炎病毒感染有关。乙型肝炎表面抗原阳性、丙型肝炎抗体阳性都是肝炎病毒感染的标志。因此,对下列高危人群的定期普查是惟一发现早期肝癌的最佳方法。

(1)35岁以上的乙型肝炎或丙型肝炎病毒感染者。

(2)35岁以上的慢性肝炎、肝硬化病人。

(3)有肿瘤家族史,尤其是肝癌家族史者。

(4)40岁以上肝癌高发区的男性居民。

对以上人群须定期随访观察,建议至少每半年全面检查肝脏的生化指标和影像学指标,包括肝脏B超、甲胎蛋白(AFP)测定。一旦发现可疑病变,就要做CT等进一步检查,以便明确诊断。如果病人AFP持续升高,B超和CT检测不能支持诊断,应进一步做肝动脉造影检查,这对早期小肝癌的发现有重要价值。只有通过对高危人群的定期监测,才能保证肝癌的早期发现、早期诊断和早期治疗。

160.如何早期发现食管癌

食管癌是常见的肿瘤之一,也是严重威胁人民健康与生命的重要疾病。食管癌的治疗结果因病程的早晚而异,早期诊断极为重要。以往认为早期食管癌没有症状和信号是不对的,因为这些信号与症状轻微,时隐时现,不经治疗可以自动消失,因而被病人和医生忽视。而一旦出现吞咽困难,食管癌大多已进入中晚期了,从而失去最佳治疗时机。因此,如果发现有以下症状时就应引起警觉。

(1)哽噎感。就是吞咽食物时有阻力,咽食不畅,特别是吃干硬或不易嚼碎的食物时。有些病人甚至可以清楚地回忆起第一次发生的时间。这些症状不经治疗可以自动消失,数天或数月后再次出现,以后哽噎感发生的频率增加,程度逐渐加深。

(2)疼痛感。指吞咽时,自觉胸骨后有轻微疼痛或不适感,这种症状也较为多见。进食时胸骨后或食管疼痛,呈烧灼感、针刺感、牵拉感或摩擦感。大口吞咽粗糙或热的食物时疼痛感加重,小口吞咽稀的或温冷食物时则疼痛较轻。疼痛的部位一般较实际长癌的部位高一些。食管下段癌,疼痛可以发生在上腹部。几天后或服药治疗后疼

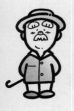

痛可缓解,在进食不当或情绪波动时疼痛又会出现。这种情形会反复。

(3)异物感。病人自觉某次吃进的食物粗硬划破食管,有食物贴附在食管壁上、咽不下去的感觉。

(4)停滞感。自觉进食时食物在食管某处有短暂停滞感,因而常做吞咽动作。这种感觉与食物性质并无关系,有时饮水也会出现这种感觉。

(5)紧缩感。部分病人咽喉部有干燥、紧缩感并可伴有轻微疼痛,有时与病人情绪波动有关。

(6)闷胀感。指胸骨后闷胀感,病人常不能具体形容这种感觉,只说胸闷不舒服。

如果你出现上述症状,应当主动就医。尽快采取食管脱落细胞学检查、食管 X 线检查及食管镜检查,以明确诊断。

161. 如何早期发现乳腺癌

乳腺癌是威胁妇女健康和生命的常见恶性肿瘤。若能早期发现、早期手术,90%以上的病人可获得治愈,因此乳腺癌的早期发现就显得尤为重要。为了早期发现乳房病变、不延误治疗的最佳时机,35 岁以上的妇女最好每月作一次乳房自我检查,每年应请专科医生检查一次,每两年进行一次乳房 X 线检查。

乳房自我检查技术并不复杂,一般妇女都能掌握,时间最好选择在月经后的 7~10 天内，对已停经的妇女可选择每月固定的时间进行检查，每次自检应与以往自检情况比较。检查内容主要包括观察和触摸两方面。

(1)观察。乳房观察要在明亮的光线下,面对镜子进行,首先观察乳房的外形是否具有完整的弧形轮廓;其次观察乳房的皮肤是否光滑匀称,有无凹凸变化,有无颜色异常;最后观察乳头是否向外突出,双侧乳房是否对称处于同一水平线上。

(2)触摸。乳房触摸要求平躺在床上,并拢手指,用掌面由外向内(以乳头为中心)轻轻按摸,不可用力抓、捻、捏,以免损伤乳腺组织,引起假性肿块。触摸时,首先从乳房周边慢慢地向乳头方向按压,体会有无结节和肿块;再用双手从乳头周围向乳头中心挤压,看乳头有无分泌物溢出;最后别忘了触摸两侧腋窝,看看有无腋窝淋巴结肿大。

如果发现乳房内存在质地较坚韧、表面不光滑、与周围组织界限不清、移动度差的肿块,乳头有分泌物溢出、回缩、僵硬、皲裂、瘙痒、糜烂、位置偏移,乳房色素沉着、凹陷或明显凸起,伴有腋窝淋巴结肿大等症状时,多为肿瘤的迹象,应到医院作全面系统的检查,以便确诊究竟是良性肿瘤,还是恶性肿瘤——乳腺癌。

162.如何早期发现鼻咽癌

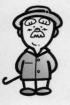

鼻咽癌是头颈部发病率最高的恶性肿瘤。早期鼻咽癌由于肿瘤微小,仅限于黏膜表面或黏膜下浸润,肿瘤尚未

累及咽鼓管开口,可以没有任何症状。许多病人往往先到内科、外科、神经科、眼科就医,几经周折才到耳鼻喉科或放疗科就诊,因此而延误治疗。

鼻咽癌的早期诊断必须依靠病人本人及医生的高度警觉性。如果出现下列症状,应及时向耳鼻喉科或肿瘤专科医师就诊,如果症状持续,可能需要反复多次检查或请多位医生会诊。

(1)回吸性血涕。指病人晨起时感觉鼻子通气不畅,抽吸鼻涕自口吐出时带少许血丝,是鼻咽癌的主要症状。由于带血量不多,常被病人疏忽,或被当作咯血到内科或肺科就诊。

(2)耳鸣、听力减退、耳内闭塞感。为肿瘤压迫咽鼓管所致。尤其是单侧出现上述病症者常是早期鼻咽癌症状之一。

(3)头痛。头痛常为一侧性偏头痛,位于额部、颞部或枕部。轻者头痛无须治疗,重者须服止痛药,甚至须注射止痛针。

(4)颈淋巴结肿大。鼻咽癌好发的颈淋巴结转移部位是在下颌骨下颌角耳垂下方处,无痛、质较硬、活动度差,常易误认为淋巴结核或淋巴结炎。口腔发炎或拔牙后引起的淋巴结肿大,一般有疼痛症状,通常服药约1~2周后会消失,如果持续有淋巴结肿大,则有必要到耳鼻喉科或肿瘤科就诊,做头颈部检查。

163.如何早期发现宫颈癌

　　宫颈癌是女性生殖器恶性肿瘤中最常见的一种,占女性生殖系统恶性肿瘤总数的半数以上。近几十年来,由于广泛开展妇女病和宫颈癌普查、普治工作,使宫颈癌发病率和死亡率大幅度下降。宫颈癌发病的高峰年龄在45~49岁,但目前年轻女性中宫颈癌发病有上升趋势。

　　宫颈癌的早期信号之一是阴道接触性出血,多发生在性生活后、妇科检查以及用力排便后阴道出血。初期出血较少,以后随着病情发展可出现不规则出血或淋漓不净,量也会由少到多。由于这种症状也可见于宫颈糜烂及宫颈息肉,因而易被忽视。

　　宫颈癌的另一早期信号是阴道分泌物增多,也就是白带增多,出现血性白带或米汤样白带,若发生坏死感染时,会有恶臭味。

　　如果发现这些症状,应及时到医院妇科检查,医生根据宫颈的大小、外形、质地、宫颈管粗细、有无接触性出血等,作出初步判断,然后再做宫颈刮片进行细胞学检查,一般可作出诊断,最后确诊有赖于宫颈活体组织病理检查。

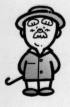

164.如何早期发现前列腺癌

前列腺癌是男性泌尿生殖系统中较为常见的肿瘤。我国前列腺癌发病率虽低于西方国家，但随着前列腺特异性抗原及其他检测方法的广泛应用，前列腺癌的发病率和检出率逐渐增高。

前列腺癌早期往往没有症状，当出现排尿不畅等膀胱出口阻塞症状时也往往被认为是前列腺增生症，而得不到足够重视。一旦转移症状出现时疾病已达晚期。因此，早期诊断前列腺癌对病人治疗及预后有非常重要的意义。

前列腺癌的临床症状出现的早晚及其严重程度，取决于癌肿生长的速度和压迫尿道的程度。因前列腺环抱尿道，故癌变首先压迫尿道，表现出排尿异常的症状。一般是尿意频繁，夜尿增多；当肿块增大压迫尿道，会出现尿流变细、排尿不畅、尿程延长；部分病人可出现排尿疼痛，有的还会出现血尿，此时应引起警惕。

发现早期前列腺癌最简便且有效的方法是直肠指诊。专家建议：凡年龄在45岁以上的男性，每年应作一次直肠指检，这对于早期诊断极为重要。如出现尿意频繁、夜尿增多、尿程延长、尿流变细、排尿困难时，应高度怀疑患前列腺癌的可能。前列腺B超检查为无创伤性检查，可清晰地显示前列腺的细微变化，确认直径为5毫米的病变。指诊发现可疑硬结者尚可行前列腺穿刺活检，以明确诊断。

第三部分 恶性肿瘤

165.如何早期发现白血病

白血病俗称"血癌",是造血组织的一种恶性肿瘤。根据白血病细胞的成熟程度和自然病程分为:急性白血病和慢性白血病;根据细胞形态又可分为:淋巴细胞性白血病、粒细胞性白血病、单核细胞性白血病等多种类型。

急性白血病发病以儿童多见,起病急缓不一,可以突然高热,类似"感冒",也可以是严重的出血表现。起病缓慢者常为脸色苍白、疲乏或轻度出血。典型表现为:

(1)贫血。发病初期,小儿表现为食欲下降、疲软无力、面色苍白,特别是口唇黏膜、眼睑结膜及皮肤较苍白,而且越来越重,家长往往担心小儿患了贫血而去医院就诊。

(2)出血。有些患儿由于血小板减少,凝血功能差,经常出现四肢、躯干皮肤有乌青块、出血点或出血斑,有的反复发生鼻出血。

(3)发热。约半数病人以发热为早期表现。体温可高可低,伴有畏寒、出汗等,提示体内有继发感染。有时伴有颈部、颌下、腋下和腹股沟等淋巴结肿大,或有骨关节疼痛。

一旦小儿出现无明显原因的发热、面色苍白、乏力、骨及关节疼痛、不明原因的皮肤瘀点、瘀斑或其他部位出血等,应想到是否患了白血病,必须尽快去医院检查,以

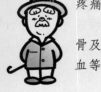

便早期明确诊断、尽早治疗。

慢性白血病起病隐匿,早期症状不典型,易被病人和医生忽视。常见的早期症状是乏力、低热、盗汗、消瘦、胸骨后疼痛等。因此,凡有不明原因的上述症状,特别是伴有逐渐加重的脸色苍白或出血症状,应及时就医。

166.如何早期发现大肠癌

大肠癌是发生于结肠黏膜的恶性肿瘤,尤其多见于乙状结肠和直肠,是结肠癌和直肠癌的总称。那么怎样才能早期发现大肠癌呢?一般应从下列两方面着手:一是应了解一些结肠癌的病因、早期临床表现;二是医生要细心观察每一症状与体征,只要认为必要,就应尽可能地进行肛门指诊检查。如果把握住这两方面就可能更早地发现早期大肠癌。

如平时摄入高脂肪、高蛋白、低纤维食物的人,一旦出现以下情况应尽早到医院就诊。

(1)便血。轻者,仅表现为大便潜血试验阳性;重者,可表现为黏液血便、黏液脓血便或纯血便。

(2)腹痛。当大肠癌有糜烂、继发感染,由于相应的肠段蠕动增加和痉挛,可出现腹痛。部分病人以持续腹部隐痛为首发或突出的症状。

(3)大便习惯改变,出现便秘、腹泻或两者交替出现。如果没有其他原因(包括旅行、生活环境变化及服用土霉

第三部分 恶性肿瘤

素等)而常常发生便秘、腹泻应当引起注意。

(4)部分病人以腹泻为首发及主要症状。每日排便数次甚至十余次,可为黏液血便或黏液脓血便,有些还伴有排便不净感。

(5)贫血。男性病人,尤其是无其他原因的失血,亦无肠寄生虫病的病人,如发现进行性缺铁性贫血,应想到大肠癌的可能。

约有 2/3 的大肠癌发生在容易检查的部位,诊断并不困难。粪便潜血实验可以作为大肠癌早期诊断的筛检方法,结合肛门指检和纤维结肠镜检查,往往能早期发现大肠癌。

167.什么是肿瘤康复

康复就是把疾病治疗后保存下来的功能充分发挥出来,改善或者消除疾病造成的某些功能障碍,发挥人体中潜在的能力,尽可能地恢复到患病前的状态,提高人体生存质量。肿瘤康复,是指经过手术、化疗、放疗等手段治疗后,处于恢复期的病人,包括躯体和心理的康复。

癌症是威胁人类生命和健康的最主要的疾病之一。随着现代医疗技术的发展,以及手术、放疗、化疗及生物治疗等综合治疗手段的应用,癌症病人获得临床治愈或缓解的机会也大大增加。但不幸患上癌症,无疑对病人的肉体和精神是一个巨大的打击,癌症本身及治疗手段不可避免地会造成机体的损伤和功能障碍,影响其正常的

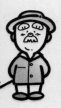

生活和工作。因此,恢复健康、恢复社会适应能力是癌症病人及其家属的迫切愿望, 只有通过康复手段才能使他们走出癌症的阴影,重新回到正常的社会生活中去。

168.肿瘤病人治疗结束后为什么要定期随访

对肿瘤病人的定期随访, 既能及时发现肿瘤的复发或转移,给予合理的治疗,使病情得到及时的控制;又便于医生对病人跟踪观察,积累经验,有利于开展科研工作和提高业务水平,更好地为病人服务。

不同人群、不同性质的肿瘤,定期随访的时间和方法亦有所不同。一般来讲,肿瘤病人治疗结束后第一年每隔2个月复查 1 次,第二年每隔 3 个月复查 1 次,以后每隔半年或 1 年复查 1 次。若病人出现不适或新的问题时,应随时到医院进行检查。对按时复诊确有困难的肿瘤病人,应定期用书信或电话与医院保持联系。一般来说,肿瘤病人的随访应当是终生的。

169.如何做好癌症病人的家庭护理

癌症病人的康复期大多在家休养,家庭护理工作的好坏直接关系到病人的生存质量和存活期。因此,在开展家庭护理时,病人家属应着重注意下列各点。

(1)心理护理。癌症病人出院后要注意家庭环境的温馨,保持病人的心理健康,家庭成员要全身心地给予关怀和照顾,让病人体会到家庭的温暖,提高生存欲望。

（2）饮食护理。注意给予高蛋白、高营养、易消化饮食,根据病人不同的治疗时期,调节适合病人口味、利于营养吸收及身体康复的食品,以增强病人的体质。多食蔬菜、水果,促进肠蠕动,以利体内毒素的排泄。

（3）休息与活动。根据病情恢复的程度,参加一些力所能及的工作,保持心情舒畅,从工作中体会到自身的价值,但须注意劳逸结合。

170.如何克服恐癌心理

"癌症等于被判了死刑,缓期执行",这是人们一直以来的观点,因此,老百姓"谈癌色变",也在所难免。那么,癌症真的无法医治了吗?据世界卫生组织(WHO)统计:目前人类所患的癌症中,有 1/3 的癌症可以避免发生,有 1/3 的癌症可以治愈,其余的病人经过积极的治疗,可以改善生活质量,延长寿命,减少痛苦和并发症。所以,一旦临床诊断癌症,首先要意识到,癌症并不可怕。积极的行为应是及时就医,配合医生的治疗,克服恐癌心理,增强信心和勇气,争取早日康复回归社会。

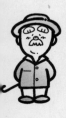

171.癌症病人如何进行体育锻炼

康复期的病人应积极参加体育锻炼。通过体育锻炼,可以加强人际交往,病友之间的同情和鼓励以及抗癌的成功经验往往会对病人的情绪和行为产生积极的作用。同时,锻炼又可以改善体质,增强机体的抗病能力,使得身心都得到锻炼,非常有益。在锻炼时间的安排上,一般可分两个阶段进行。

(1)适应阶段。按自己的兴趣选择项目,严格掌握负荷量,活动以不感到疲劳为度,并把心理锻炼列为首要内容。

(2)巩固阶段。在适应阶段的基础上,固定一项或两项既适应自己身体状况又较感兴趣的锻炼项目。如可以一边练气功,一边从事其他项目锻炼,一般来说,两者的间隔时间越长越好。

172.肿瘤病人如何选择锻炼项目

肿瘤病人选择锻炼项目最主要的是要根据自己的身体状态和兴趣,掌握适量的运动负荷,避免竞赛性项目,如两人配合打乒乓球要不以胜负为目标,以便控制运动负荷,避免情绪过分激动,既保持了勃勃兴致,又保证有氧锻炼而不过于剧烈。采用以散步或跑步为主的运动项目,可以先确定好它的运动负荷量。由于气功可以使身体锻炼与心理锻炼有机结合,在老师辅导下,掌握好气功练习负荷量就能得到较好的效果。

常见锻炼项目的特点如下:

(1)球类比赛、爬山等对抗性项目,思想容易集中,能提高锻炼者的兴趣,但不便于掌握运动量,年老体弱、身体状况不太稳定的病人应避免采用。

(2)跑步、散步、游泳等活动项目,便于掌握运动量,但不易集中思想,排除杂念。

(3)气功、太极拳等锻炼项目,一般须有老师辅导,做到动作到位才有效。

173.练气功能预防肿瘤发生或防止肿瘤转移吗

肿瘤发生和转移的机理异常复杂,涉及肿瘤细胞本身的生物学特性和器官组织的微环境对肿瘤细胞生长所具备的条件,以及器官组织所产生的调节作用。练气功虽然可以安定神志,舒筋活血,增强体质,但不能预防肿瘤发生,也不能防止肿瘤的转移扩散,在肿瘤的防治中,只能起一定的辅助性作用。

癌症病人在其治疗后的康复期,每日清晨在空气清新的环境中,练练气功、呼吸呼吸新鲜空气,对安定情绪、调整心态及健身均有一定好处,尤其和众多同病相怜的癌症病人相聚一起,相互鼓励,交流抗癌经验,更是一种很好的集体心理治疗方法。气功功效的正确定位是康复期的"健身",而非治愈百病的"灵丹妙药"。

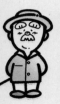

174.家属如何对肿瘤病人的治疗起支持作用

癌症病人治疗效果的好坏不仅取决于医护人员的精心治疗和护理,与家属的支持也密不可分。家属不仅是病人生活上的照顾者,而且还起着"医生助理"的作用。研究表明,病人家属的恐惧和焦虑易传给病人,病人对家属的表情、态度及举止也非常敏感。

那么,家属应对病人起怎样的支持作用呢?首先,在病人面前家属要镇静自若,努力给病人创造一个良好的养病环境。其次,要了解一些癌症防治的基本知识。当病人出现痛苦、心情抑郁时,要在心理上安慰、体贴,在生活上细心照料。当病人在放、化疗期间出现食欲减退、恶心、呕吐时,家属应尽量给予营养支持,做一些病人平时喜欢吃且富于营养的食物,以增加体质。同时,协助医护人员观察病人的病情变化,若发现异常情况,及时送病人就诊。

175.怎样的家庭环境有利于肿瘤病人的康复

家庭的生活质量对肿瘤病人的治疗和康复起着重要的作用。为了使肿瘤病人早日康复,应创造一个安静、舒适、和谐的家庭环境。

(1)病人的房间最好朝阳,有良好的通风,保持空气新鲜。

（2）床铺要整洁、柔软、舒适。房间里可以布置几盆鲜花，以增添一些生机，使病人心情舒畅。

（3）家人要从各个方面对病人进行心理调节，消除不良因素，使其感到周围亲人的照顾和关怀，以增强战胜疾病的信心。

（4）谈话要注意方式，使病人逐渐了解自己的病情，学会自我照顾。家人多与病人团聚，一道参加病人喜爱的活动，共享天伦之乐。

（5）调整好病人的饮食，适当增加蛋白质、糖、水果、蔬菜的摄入，养成良好的饮食习惯。鼓励病人进行力所能及的工作和劳动，适当参加体育锻炼，提高对疾病的抵抗力。

176.康复期癌症病人应怎样合理安排学习和工作

目前，癌症已不是不治之症。通过采用积极的治疗措施，大多数病人可获治愈。针对病人的不同情况，可采用下列方式安排学习和工作。

（1）对于根治性治疗后无明显并发症或后遗症者，可在休养一段时间后，做些力所能及的轻体力工作，但以不过度劳累为度。

（2）对初期治疗结束但尚需进一步维持治疗的，应以服从继续治疗为前提，完成治疗后再工作和学习。

（3）对正在治疗的病人，则应全力以赴配合医生治

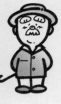

疗,以争取理想的治疗效果。

(4)对初期治疗已结束,还需要进一步维持治疗的病人,由于继续治疗需要病人有较好的体力贮备作基础,才可能使治疗在下一阶段如期完成,所以应从事较轻的工作和学习。

177.肿瘤病人为什么要定期复查

恶性肿瘤经早期彻底治疗后,一般都能获得较满意的效果,很多病人可以康复甚至恢复工作。但治疗后体内仍可能有残存的少量癌细胞,条件合适时,还可以"卷土重来"。因此,为防止肿瘤复发,巩固治疗效果,保证康复,定期复查就显得非常重要。那么,肿瘤病人治疗结束后应怎样进行复查呢?

(1)遵医嘱定期到医院进行必要的身体检查,发现问题及时治疗,以防止肿瘤的复发或转移。

(2)携带治疗前后的诊断检查报告与复查时的检查结果请专科医生作比较,便于医生根据病情采取合理的治疗方案。

(3)经过复查即使没有发现肿瘤转移或复发的征象,也应遵医嘱定期复查,而不能麻痹大意。

178.肿瘤病人能结婚吗

恶性肿瘤的治疗过程较长，如果5年以上确认无任何局部复发或转移，全身情况良好,则可考虑婚姻大事。

婚姻是人生的一件大事,病人要对自身负责,也应对对方负责。为了婚后家庭生活的和谐和病人今后进一步治疗与全面康复,要让对方了解自己得病的经过、治疗情况及复查结果。少数病人,疾病尚未治愈,便轻率地结了婚,有的还生育了孩子,结果非但治疗疗效受到影响,还产生了一些社会问题,应引以为戒。所以,肿瘤病人能否结婚,一定要全面考虑,征求医生的意见,根据自身情况,慎重作出决定。

179.何谓癌症的三级预防

癌症的三级预防概念是20世纪80年代初由预防医学和社会医学专家共同提出的。在日常生活、工作学习中，如能认真执行癌症的三级预防思想，对预防肿瘤发生、早期发现肿瘤和有效治疗肿瘤都具有重要的意义。

（1）一级预防,又称病因预防。通过行政命令和法律条文的严格规定，以保护个人和社会免遭致癌因素的危害;也可利用电台、电视、报刊等广泛宣传癌症危害,普及癌症防治知识,使公众正确认识癌症,树立癌症可防可治的正确观念,建立安全健康的生活方式。

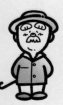

（2）二级预防，即早发现、早诊断、早治疗。是在癌症最早期，甚至在癌前期阶段应用特殊的检查方法（如宫颈脱落细胞学、乳房检查、X线检查等）发现早期肿瘤，并给予及时治疗，以控制其发展。早期发现的最主要方法是防癌普查。此外，还有定期体格检查和自我检查等方法。

（3）三级预防，又称临床预防或康复预防。是以防止病情恶化、防止残疾为目标。其主要方法是通过多学科综合诊断和治疗，正确选择合理的诊疗方案，为能够治愈的病人提供根治性治疗，以达到治愈的目的；为已无法治愈的病人提供姑息治疗和临终治疗，以消除痛苦、恢复体力、延长生存时间和改善生活质量。

180.癌症病人能吃补药吗

"肿瘤病人不能吃补药，吃了补药会促进肿瘤加速生长，容易复发和转移"。这种说法有根据吗？事实上，到目前为止还没有发现哪一种补药只补肿瘤而不补人体的。相反，科学家们在临床与动物实验中发现，许多补药无论对人还是动物的肿瘤都有治疗效果。

补药治疗肿瘤是中医的主要治疗法则之一。用现代科学方法研究补药发现，许多补药都有增强机体免疫功能的作用，所以国内外都运用补药治疗肿瘤。通过机体的内因，调动机体防御系统的功能，达到遏制肿瘤生长和扩散的目的。

目前，各种补品种类繁多，除了人参类之外，还有许

第三部分 恶性肿瘤

多复方保健补品。由于广告的作用,常使病人面对各种补品不知如何选择, 也不知是否该用。那么如何选用补品呢? 一般在补品的选择上可遵循下列原则:

(1)饮食抗癌应放在第一位,滋补是次要的。通过饮食广泛摄取人体所必需的营养素是最好的办法, 而补品往往只能起到某一方面的作用。

(2)不宜"大补"。有的人认为补品种类越多越好,剂量越大越好,往往数种补品一齐饮用,或每日饮用 6~10 支人参蜂王浆,结果口干舌燥、性情烦躁,不但起不到好的功效,反而导致相反作用。所以,应适当选择 1~2 种补品,每日饮用少量,才有一定的益处。

(3)用补品前最好先请教医生。因为有些补品不像药物那样经过严格的试验和长时间的观察, 其功效有待进一步验证。不同的补品,其功效也不一样。

181.多吃水果蔬菜能防癌症吗

营养专家认为,不吃蔬菜水果对健康的危害,和吸烟导致机体的危害相当。由于蔬菜水果摄取量的严重不足,加上脂肪摄食量偏高,使得近年来乳腺癌、直肠癌、肺癌及前列腺癌发病率不断增高。

蔬菜水果富含纤维素、维生素、矿物质及其他可抑癌的化学物质。根据研究证实,每日蔬菜摄入量从 150 克增加到 400 克,可降低 50%患肺癌的风险;而各类生菜、深

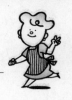

绿色蔬菜及水果,也对不同癌症具有预防效果。

　　成人每日应吃三份蔬菜及两份水果,每份蔬果的分量至少半碗(100克),其中至少有一份是深绿色或深黄色蔬菜;每天摄取400~800克蔬菜水果,不仅可防癌,也能同时减少心血管疾病、痛风、肥胖、便秘等病。因此,多吃蔬菜水果堪称最简便、最省钱的防癌保健法。

182.常见的抗癌食品有哪些

　　据研究,许多食品有抗癌作用。最新发现具有抗癌作用的食品有:

　　(1)米糠。米糠中含有抑癌增殖成分。动物实验表明:用米糠按一定成分比例饲养动物后,正常细胞存活100%,而癌细胞死亡约为50%。

　　(2)大蒜。研究发现,癌症低发区居民有吃大蒜的习惯。通过对鼠同时饲以致乳腺癌物质与大蒜的试验,结果发现鼠均未患上乳腺癌。

　　(3)墨鱼。墨鱼的墨液中含有抗癌物质,是糖、蛋白质和脂质结合成的复合糖质。

　　(4)卷心菜。科学家从卷心菜中提取到强有力的抗癌物质——一种用硫磺成分刺激细胞内的临界酶,可形成对抗肿瘤的膜。

　　(5)大豆。大豆中含强烈抗氧化剂绿原酸,可减缓和终止人体蛋白受损伤的氧化反应;大豆还含有抑制癌基因产物的异常黄酮和防止正常细胞恶变的蛋白酶抑制剂。

(6)绿茶。绿茶可防肝、肺、皮肤和消化道癌,其抗癌成分主要是特殊的酚类——多酚、五羟黄酮、培原酸、表培儿茶素等。

(朱碧华,扬朔眉)

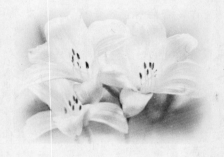

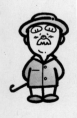

图书在版编目（CIP）数据

慢性病保健小手册／裘美珍主编. —杭州：浙江大学出版社，2005.8（2012.5 重印）
ISBN 978-7-308-03235-3

Ⅰ.慢… Ⅱ.裘… Ⅲ.慢性病－保健－手册 Ⅳ.R442.9－62

中国版本图书馆 CIP 数据核字（2005）第 028970 号

慢性病保健小手册（第二版）

裘美珍　主编

责任编辑	严少洁
封面、版式设计	刘依群
出版发行	浙江大学出版社
	（杭州市天目山路 148 号　邮政编码 310007）
	（网址：http://www.zjupress.com）
排　　版	杭州中大图文设计有限公司
印　　刷	杭州杭新印务有限公司
开　　本	787mm×1092mm　1/32
印　　张	4.75
字　　数	95 千
版 印 次	2012 年 5 月第 2 版　2012 年 5 月第 2 次印刷
书　　号	ISBN 978-7-308-03235-3
定　　价	15.00 元